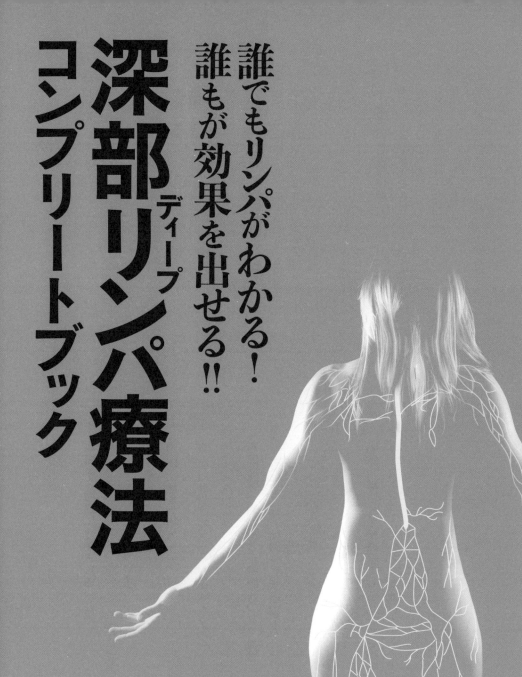

誰でもリンパがわかる！
誰もが効果を出せる!!

深部《ディープ》リンパ療法 コンプリートブック

Contents

Contents

はじめに

この本は「リンパ」についての本です。

私たちが、「リンパ液」と呼んでいるものは、そもそも何でしょうか？

私たちの身体には2種類の液体が流れています。「血液」と「リンパ液」です。では、この「血液」と「リンパ液」の違いは何なのでしょうか？

そもそも、リンパ液はどのようにしてできるのでしょうか？　また、リンパ液の成分は？　リンパ液の働きは？　リンパ液が流れない状態である浮腫とは？　リンパ液が滞ると私たちの身体はどうなるの？


こうしたリンパに対する疑問にお答えしながら、リンパの全体像をひも解いていくのが、本書の内容です。そして「どのようにしたら、効果的にリンパを排液し、身体を隅々まで綺麗にし、免疫力や抗酸化力の高い錆びない身体をつくることができるのか」をお伝えしていきたいと思います。

Deep Lymph Massage

第 1 章

Deep Lymph Massage

リンパ液と細胞の関係

リンパ液はどんなゴミを収集するのでしょうか。

また、どんなメカニズムでゴミを収集するのでしょうか。

そして、なぜリンパ液回収システムが必要なのでしょうか。

それらの疑問にお答えするには、私たちの身体をつくっている最小単位「細胞」についてお話ししなければなりません。なぜならリンパ液は、「細胞」から出た大型ゴミを集めて排液するシステムだからです。

1 私たちの身体は約60兆個の細胞のピースでつくられている

人体の構成

私たちの身体をつくっている最小単位は細胞です。皆さん、細胞を手に持ったことがありますか？あるわけないでしょ！と思うかもしれません。…実は皆さんが食べている卵、あれは1個の細胞なのです。あの卵が殻の内側で細胞分裂を繰り返し、最後にヒナとなって誕生するのです。ネ！　皆さん、1個の細胞を手に持ったことがあるでしょう！

私たちも最初は1個の細胞から細胞分裂を繰り返し、約60兆個の細胞を持つ人間になるのです。この

60兆個の細胞は、私たちの身体の中で無秩序に配列されているわけではありません。

細胞→組織→器官→器官系

60兆個の細胞は、形態と機能を同じくする細胞が集まって、「組織」を構成しています。組織には、上皮組織、結合組織、筋組織、神経組織の4種類があります。これらの組織が協同して一定の機能を営むために「器官」というかたまりをつくります。器官は、それぞれ働きの異なる組織が集まってできています。ちなみに人体最大の器官は、皮膚です。

様々な器官は、たとえば骨格系、消化器系など、協力して同じ作業をする器官系となります。ちなみに、リンパ液と血液は、合わせて「循環器系」と呼ばれています。そしてこれらの器官系が協力しながら、それぞれの持ち場で最大限の力を発揮して、全体に調和のとれた人間となるのです。

全ての細胞は生まれる前から運命が決まっている

赤ちゃんは約30兆個の細胞で生まれてきますが、その後も細胞は分裂を繰り返し、大人になるまでには約60兆個の細胞になります。それぞれの細胞がどんな組織になるかは、お母さんのお腹の中にいる約8週目までに決まります。つまり、「アナタは皮膚になるのよ！」「アナタは筋肉になるの！」「アナタは胃になりなさい！」と決められるのです。ですから、お母さんのお腹から生まれた時には、皮膚は皮膚の構造をし、筋肉は筋肉の構造をしています。決して、口の中にすぐ胃があったり、腸の中に心臓があったりはしないのです。それぞれの細胞は、構成する組織や器官に応じた形や大きさをしています。

60兆個の細胞が、それぞれ自分の役割を認識し、お互いに協力し合って精巧な働きをしながら、私たち人間をつくってくれている。とても神秘的なことだと思いませんか？

細胞のお話

ではもう少し細胞について見ていきましょう。私たちの身体の細胞約60兆個のうち、2／3は血液中に浮かぶ血液細胞で占められています。それだけ私たちの身体を動かすために「血液」が大切ということです。

細胞は、小さいものは直径4～8μ《ミクロン》（1μは、千分の1㎜）の小リンパ球から、大きいものでは、直径約200μの成熟卵胞まであります。しかし大半の細胞は、直径10～30μの範囲といわれています。

また、細胞の形は、球状、扁平、立方、円柱、紡錘形、星形など様々です。白血球の中の単球（マクロファージ）のように、刺激に応じて形を変えるものまであるのです。

なぜこんなに細胞のことについてお話するかというと、これらの細胞から出されたゴミを集める浄化システムが、リンパ系だからです。

2 身体は国家、細胞は家のようなもの

身体を国家にたとえると、60兆個の細胞は家のようなものです。細胞（家）は、それぞれが特有の形をしています。ですから、形を見ると「あなたの家は筋肉の仕事をしているのね！」「あら、胃のお仕事なのね！」とわかるようになっています。

それぞれの細胞（家）は、厚さ8nm《ナノメーター》の細胞膜に包まれています。細胞膜は家の壁のような働きをしています。サランラップの厚さは約11μm《マイクロメートル》（1μmは千nm）で、細胞の膜はサランラップの約1万分の7の薄さということになります。

この細胞膜の中には、核とそれを取り巻く細胞質があります。そして核の中には、網状に広がる染色質と、1～数個の核小体が入っています。核は遺伝形質を次代に伝達する仕事をします。つまり、核は生まれた時に持っている細胞の使命を忘れずに、同じ役割の細胞をコピーします。ですから、胃が急に腸に作り変えられたりしません。

細胞質には、様々な機能を営む細胞小器官が詰まっています。タンパク質合成を行うリボゾームと小胞体、分泌顆粒の成熟を促すゴルジ装置、エネルギー供給を行うミトコンドリア、消化酵素を含み細胞内消化に活躍するライソゾーム、細胞分裂時に役立つ中心小体などです。

細胞（家）の一つ一つは、それぞれ特有の働きをするエネルギーを作り出す場所です。そして、一生懸命働けば働くほど細胞（家）からはゴミが出されます。

では、それらのゴミ処理を身体はどんな方法で行っているのでしょうか？　各細胞（家庭）から出されたゴミの最初の回収システムが、血液の静脈系とリンパ系なのです。

私たちの細胞（家）には内と外に海がある

私たちの細胞（家）の内と外はどちらも、海と似た成分の水で潤っています。細胞（家）の外にある水を細胞外液、細胞（家）の中にある水を細胞内液といいます。その液体組成が海の水に似ているのは、私たちの祖先が海に存在していた証なのかもしれません。

「なぜその水が身体の外に漏れないの？」

それは私たちの皮膚が1枚の袋になって、身体全体を覆い、水が外に漏れないように防御しているからです。

細胞（家）と細胞（家）の間には、お隣同士でも少し隙間があります。また、家の前に道路があるように、細胞の前にも「血管」や「リンパ管」という道路があります。これらの隙間も、細胞外液（組織液）で満たされています。

ここでのポイントは、私たちの細胞（家）は海に似た液体の中に浮かんでいる、ということです。どうして私たちの細胞は海に浮かんでいるのでしょう？　不思議ですね！　実は、細胞が海（組織液）に浮かんでいるから、スムーズに物質交換ができるのです。

家庭内の通常のゴミを回収する静脈

心臓から出た血液（動脈）で運ばれた栄養や酸素は、細胞外液（組織液）にいったん放出され、それぞれの細胞に運ばれます。細胞は、細胞外液を介して運ばれる栄養や酸素のお陰で、自分の仕事（タンパク質合成やエネルギー供給など）をすることができます。そして、その仕事で出たゴミ（老廃物）や二酸化炭素を、今度は細胞が細胞外液（組織液）に放出します。

つまり、細胞外液には、動脈から放出された「栄養や酸素」と、細胞から放出された「老廃物や二酸化炭素」が混在していることになります。「えっ！　じゃあゴミと栄養、どんなふうに分別するの？」と思いますよね。

ゴミ（老廃物）が家の外にそのまま捨てられっぱなしでは大変なので、約90％は毛細血管が回収します。そして、ゴミ（老廃物）や二酸化炭素の多い静脈性の毛細血液となり、動脈とは反対に心臓に向かって流れ、「**静脈**」と名前を変えます。

大型ゴミの回収を行うリンパ液

しかし、静脈で回収できない大型ゴミや細菌の死骸など（約10％の老廃物）、つまり、「すぐ血管に入っちゃって大丈夫なの？　身体に害はないの？」と思われるゴミは、静脈ではなくリンパ管に回収されます。そしてリンパ液と名前を変えます。このリンパ液は、最終的に静脈に合流し、心臓に戻って動脈血となり、心臓からまた全身に血液を配布していきます。

「えっ！　大型ゴミや汚いものを運んでいたリンパ液が、心臓に戻っていいの？」と心配になりますよね！　実は私たちの身体には、大型ゴミも浄化して血液として戻すシステムがあるのです。

この一連の流れは一般に代謝と呼ばれます。代謝が良い状態とは、60兆個の細胞（家庭）である身体全体に栄養が行き渡り、細胞から出た普通のゴミも大型ゴミもスムーズに回収され、最終的には身体から老廃物が、便・汗・尿となって排泄される、この全ての工程がトラブルなく行われている状態をいいます。

第1章「リンパ液と細胞の関係」まとめ

・私たちの身体は約60兆個の細胞のピースでつくられている。
・細胞↓組織↓器官↓器官系となり、一人の人間を構成している。
・私たちの細胞（家）の内と外は、海に似た組織液という液体で満たされている。
・リンパ液は、「細胞」から出た大型ゴミを集めて排液するシステム。

Deep Lymph Massage

第2章

Deep Lymph Massage

リンパ系を含む循環器系について

それでは、ここで血管系とリンパ系を合わせた「循環器系」についてお話ししたいと思います。「リンパ系を知りたいのに、どうして血管系も必要なの？」と思ったかもしれませんね！　実はリンパ系は、血管系の内容物からつくられて、最後はまた血管系に戻っていくのです。ですから、血管系とリンパ系を合わせた循環器系を知らなければ、リンパ系について知ることはできないのです。

1　循環器系の全体像

細胞に栄養を与える動脈、老廃物を運ぶ静脈、大型ゴミを回収するリンパ液

60兆個の細胞（家）を巡っている道路、つまり血管とリンパ管は、それぞれ血液とリンパ液で満たされています。これらの液体（血液とリンパ液）を循環させる輸送路を「循環器系」といいます。リンパ系は血管系に対して補助的に働き、最終的にリンパ液は、静脈に流れ込みます。

循環器系の大切な機能は、ものを運ぶことです。酸素や栄養物はもちろん、ホルモン、抗体、さらには熱も運びます。運搬の原動力となるのは心臓です。酸素や栄養、ホルモン、抗体、熱などは、まず心臓に集まります。そこからこれらの荷物を細胞に運ぶ道が「動脈」、荷物のゴミを細胞から回収して心臓に戻す道路が「静脈」「リンパ管」です。

循環器系のこうした働きによって、たとえば胃腸で吸収された栄養が、胃腸から遠くに位置している足の先まで運ばれるのです。

心臓・血液・血管・細胞の関係

心臓は配送元、血液は配送用のトラック、血管は道路、そして細胞は私たちの家にたとえられます。血管は、酸素や栄養素のほか、副腎・卵巣などで分泌されたホルモンや、免疫系のリンパ球などの運搬も行います。血管は人体にとって様々な品を運んでくれる非常に重要な道なのです。配送元（心臓）から送り出された物資（酸素や栄養素など）は、道路（血管）を通って、各都道府県の家（全身の臓器や細胞）に運搬されます。

道路（血管）は、枝分かれを繰り返し、目的地（細胞）の近くでは動脈性の毛細血管となります。そして、細胞（家）の外の組織液（玄関先）へ、運んできた物資（栄養、酸素など）を配達します。物資を配達して軽くなった毛細血管内の血液（トラック）は、今度は細胞で出された老廃物や二酸化炭素を回収します。

運ぶ荷物によって「動脈血」から「静脈血」に変わる

動脈性の毛細血管は物資を配達し終え、老廃物を積み込んだ時点で、静脈性の毛細血管と名前を変えて心臓に向かいます。毛細血管は細静脈となり、静脈となって、最後は大静脈という名の道路になります。

また、静脈で回収できない大型の老廃物は、リンパ管によって回収されます。

このような物資の運搬サイクルが、毎日24時間休むことなく繰り返されています。

循環器系の末端である毛細血管は、身体のいたる所に密な網目をつくって入り込んでいます。例外的に、表皮や眼の角膜、軟骨は毛細血管を含みません。脳や心臓は、毛細血管がきわめて密になっています。

さあ、それではどのようにして、栄養が足の先まで届き老廃物が回収されるのか。また、どのようなメカニズムで休むことなくこのシステムが続いていくのか。まず、循環器系の大きな部分を占める血管系から、もう少し詳しく見ていきましょう。

2 血管は3種類に分類される

血管系は、心臓から送り出された血液を入れる動脈と、心臓に帰る血液を入れる静脈、そして、動脈と静脈を末梢でつないでいる毛細血管の3種類に分類されます。

心臓から出る血管を動脈、心臓に入る血管を静脈

解剖学では、動脈・静脈の区別は、中を流れている血液が動脈血か静脈血かではなく、心臓から出る

血管か入る血管かで決定します。

原則として、動脈に含まれる動脈血は酸素に富み鮮紅色で、静脈に含まれる静脈血は二酸化炭素を含み赤黒い色をしています。しかし、人間の身体には必ず例外があります（だから面白い！）。

その例外が、肺です。二酸化炭素を含む「静脈血」が「肺動脈」を流れ、肺で酸素をもらった「動脈血」が「肺静脈」を流れます。つまり、肺は新鮮な動脈血が肺静脈と呼ばれる血管に流れていて、二酸化炭素を含む赤黒い静脈血が肺動脈と呼ばれる血管を流れているのです。

そしてもう一つ、同じような関係が、妊娠しているお母さんの胎盤循環でも起こっています。胎盤と胎児をつなぐ臍帯《さいたい》の中を通る「臍《さい》動脈」には、老廃物と二酸化炭素を多く含む「静脈血」が流れ、胎盤で母体からの酸素と栄養を受け取り胎児に運ぶ「臍静脈」の中には「動脈血」が流れています。

「動脈・静脈の区別は、中を流れている血液ではなく、心臓から出るか入るかで分類されている！」と覚えましょう。

動脈は深い所を、静脈は浅い所を通る

基本的に動脈は、身体の深い部分を通っています。動脈は身体にとって重要で、動脈が破損して、全血液量の1／3が失われると生命の危険があるといわれています。それほど身体（細胞）にとって重要な物質を運んでいるということです。ちなみに、静脈からの出血では1／2量が失われても救命できる

といわれています。

動脈の拍動を感じられるのは、動脈が皮膚の浅い所に出てきている部位です。手首の橈骨《とうこつ》動脈や首の頸《けい》動脈、そして鼠径《そけい》の部分です。

動脈と静脈の構造

動脈・静脈は、内膜、中膜、外膜の3層からなっています。動脈の壁は、拍動性の血流と血圧に耐えられるよう厚く弾力があり、内部の圧が減っても丸い形が保てるようになっています。静脈の壁は薄く柔らかです。また、静脈は弁が存在します。

3 動脈（脈を打つ）

動脈は、心臓から出た血液を末梢に運ぶ血管です。握りこぶしほどの心臓から出た血液を、身体の隅々まで運びます。心臓が1回の収縮で送り出す血液量は、60～80㎖程です。成人の1分間の心拍数は約70回。つまり、1分間で約5ℓ。また、激しい運動では1分間に約25ℓが拍出されます。これだけの血液が24時間休みなく一気に流れ込んでくるのですから、動脈血管の壁はその血流の勢い（血圧）に耐えられるように厚く弾力性があります。

また、動脈の壁は弾性とともに伸縮性もあり、「広がった後に元に戻る」という特性を持っています。この特性がポンプ作用となって、末端まで勢いよく血液を運ぶ役割を担っています。心臓の拍動に応じて、広がった後に元に戻ることで、動脈だけが脈を打つ血管となります。

動脈には３層膜の中間に弾性板と呼ばれる膜状組織があり、中膜の平滑筋《へいかっきん》と弾性線維により伸縮性と弾性が強化されています。

４　静脈（動脈に巻きついて血液を送る）

静脈は、血液を心臓に送り返す血管で、動脈と反対の向き（心臓に向かって）に流れています。また、中膜の平滑筋が少なく弾性も乏しくなっています。静脈性の毛細血管から細静脈へ、そして次第に太い静脈となり、最終は大静脈となって心臓へ戻ります。

重力に逆らって血液を運ぶため、内腔が大きく、場所により内膜に半月状の静脈弁が付いています。弁は血液の逆流を防ぎ、この弁によって、静脈内の血液は心臓に向かって流れます。

静脈還流の３つのメカニズム

静脈が心臓に戻ることを、静脈還流といいます。静脈は、動脈のような伸縮性の厚い壁も、心臓からの勢いある血圧もありません。では、どのようにして静脈還流が起こるのでしょうか？

①静脈還流の第一のメカニズム：伴行静脈《ばんこうじょうみゃく》と静脈弁

▼伴行静脈

下の図は、動脈と静脈の図です。静脈はほとんど動脈と一緒に走っています。これを「伴行静脈」と呼びます。伴行静脈は、図のように結合組織によって動脈壁に縛りつけられています。

昔「だっこちゃん」というお人形があったのをご存じですか？　手や足に巻きつくビニール製のお人形でした。静脈もこの「だっこちゃん」のように動脈に巻きついています。それも、結合組織というヒモでしっかりと巻きついているのです（図の左）。

心臓が収縮すると、動脈に血液が押し寄せて動脈を広げ、脈を打ちます。その脈打った動脈の血管壁は、動脈に「だっこちゃん」状態で巻きついている静脈を押し狭

■伴行静脈と静脈弁

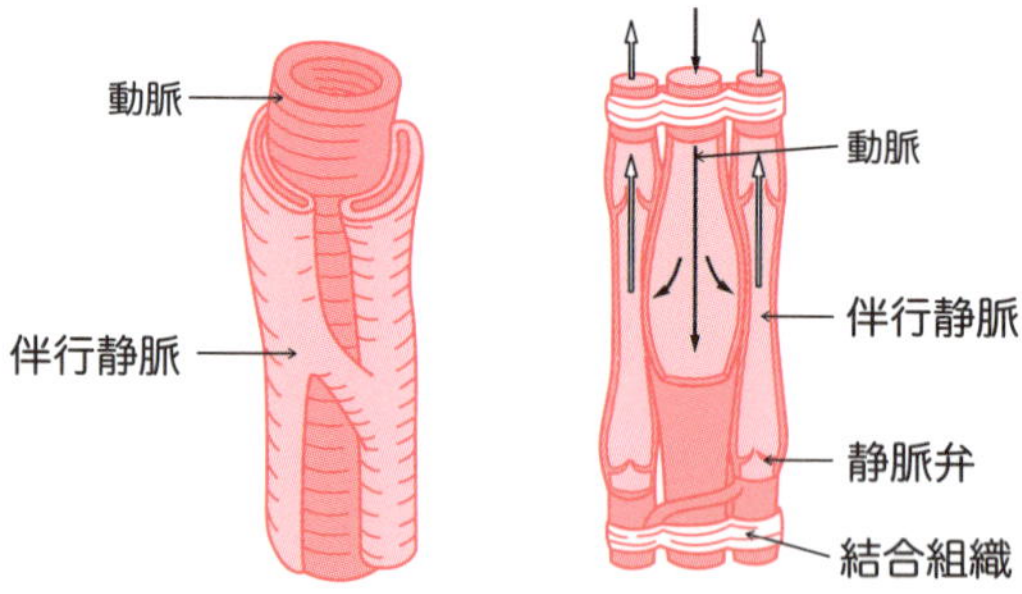

結合組織によって動脈壁に張りつけられている伴行静脈。動脈が拡張することで、静脈血を移動させる

めます。静脈の壁は薄くて柔らかいので、すぐ動脈の影響を受けます。その動脈の脈圧によって静脈の壁が押され、静脈血が移動するのです（図の右）。

▼静脈弁

動脈の脈圧で押し狭められた静脈血は弁があるため、心臓に向かってしか移動できません。人間の身体ってとても合理的にできていますよね！　つまり、静脈の内膜に一定の間隔で存在する「静脈弁」の働きにより、静脈血が心臓に戻るのです。

②静脈還流の第二のメカニズム：筋ポンプ

静脈血が心臓に戻るメカニズムの２つ目は、骨格筋の収縮により圧迫される「筋ポンプ」と呼ばれるメカニズムです。

動脈の拍動だけでなく、筋肉の収縮も静脈還流に作用します。それは、筋肉内には太い動脈があり、その動脈には「だっこちゃん」状態で伴行静脈が巻きついているからです。

血管は骨格筋の収縮によって圧迫されます。つまり骨格筋が収縮することで、心臓の拍動と同じ原理で動脈に圧がかかり、その結果、伴行静脈も圧迫されます。後は弁の働きで、血液を心臓へ押し戻すのです。静脈内の血液が周囲の筋肉にしごかれる感じです。

「足は第二の心臓」という言葉を聞いたことがありませんか？　最も重力のかかる下肢（特にふくら

はぎ）は、動脈の拍動だけでは血液を心臓に押し戻す力が弱いため、筋ポンプの働きが静脈の還流に非常に重要となります。つまり、足を動かさない生活をしていると、下肢の静脈還流が起こりづらくなり、静脈瘤の原因にもつながるのです。

③静脈還流の第三のメカニズム：呼吸ポンプ

３つ目の静脈還流のメカニズムは、「呼吸ポンプ」と呼ばれるものです。

息を吸うことで胸腔が膨らむと、胸腔の内圧が下がります。つまり胸腔の空気が少し薄くなるのです。するとストローで水を吸い上げるように、大静脈へ血液が吸い上げられます。このメカニズムにより、静脈血は心臓に戻ります。

つまり、静脈の還流を促すためには、①動脈の拍動、②筋肉ポンプ、③呼吸ポンプ、これら３つの作用が大切ということになります。すなわち、「①心拍数を上げるように、②足を動かし、③有酸素運動をしましょう！」ということです。

動脈血は、それほど努力しなくても血液を細胞の隅々まで運んでくれますが、老廃物や二酸化炭素を運ぶ静脈血は、足を動かさず運動不足の生活をしていると、なかなか還流が起きません。そして、静脈よりも大きなゴミを運ぶリンパ液の還流は、もっと深刻な状態となります。なぜなら、リンパ管もまた静脈に沿って存在し、静脈とほぼ同じメカニズムで心臓に向かってリンパ液を流すからです。

5 毛細血管：細動脈と細静脈をつなぐ血管

毛細血管なしには、細胞は栄養や酸素を受け取れない

毛細血管は、細動脈と細静脈をつなぐ血管で、細胞（家）に栄養を運び、老廃物を回収するための専用の血管です。毛細血管は、非常に細い血管（5～20μm）です。身体には1㎟あたり、約2千本の毛細血管があり、その中を流れる血液の速度は0・05㎝／秒といわれています。動脈、静脈、リンパ管がそれぞれ3層なのに対して、毛細血管の壁は1層の内皮細胞のみで、平滑筋はなく、厚さも細胞1層分しかありません。下図は毛細血管の図です。

毛細血管は非常に薄く、透過性に優れているため、血液と細胞の間で、栄養素、酸素、二酸化炭素、老廃物などの物質交換が行われます。

なお、指先や陰茎組織にある血管の一部には、毛細血

■細静脈と細動脈がつくる毛細血管網

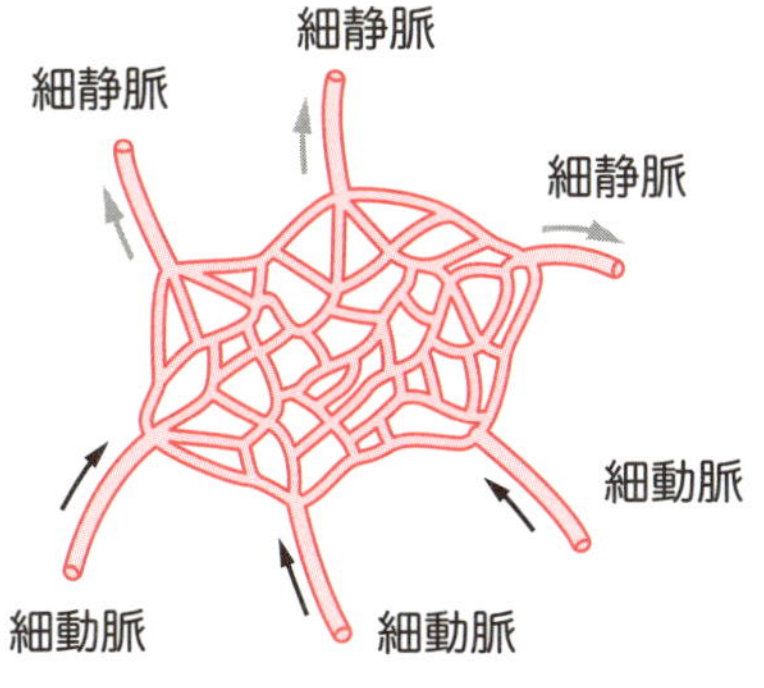

管を通さずに直接動脈と静脈がつながっている血管組織があります。これらは少し特殊な部類に入る血管で、このような血管状態を「動静脈吻合《どうじょうみゃくふんごう》」と呼んでいます。

第2章「リンパ系を含む循環器系について」まとめ

・血管系とリンパ系を合わせて「循環器系」という。
・血管は、動脈、静脈、毛細血管、の3種類に分類される。
・静脈還流には、①動脈拍動、②筋ポンプ、③呼吸ポンプ、の3つのメカニズムがある。
・毛細血管の壁は細胞壁と同じ1層で、栄養と老廃物の交換に関与している。

■全身の血管系

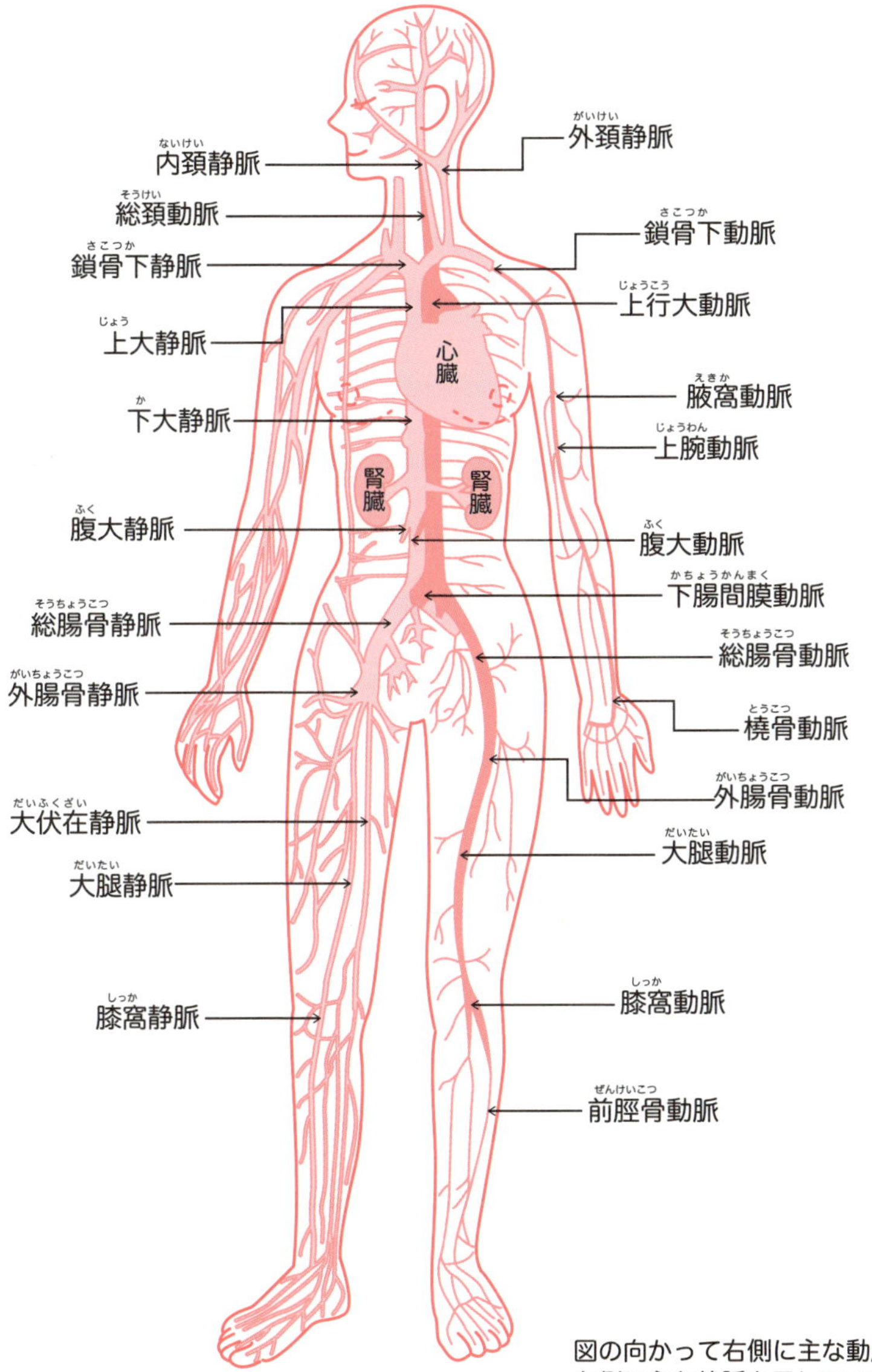

図の向かって右側に主な動脈、
左側に主な静脈を示している

第3章

Deep Lymph Massage

動脈・静脈・毛細血管そしてリンパ管の関係

1 動脈・静脈・毛細血管そしてリンパ管の関係

下の図は、血液と細胞の間での物質交換を示したものです。一番上が動脈性の毛細血管の内部です。動脈血の成分には、酸素を含んだ「赤血球」、体内に侵入した細菌などを殺す作用の「白血球」、血液凝固に関与する「血小板」、そして液体成分で酸素や栄養分を運ぶ役目の「血漿」があります。

動脈性の毛細血管（動脈血で満たされた毛細血管）から、まず赤血球の中のヘモグロビンが、酸素を血管の中の血漿中に放出します。赤血球は大きいので毛細血管壁を通過できないからです。

酸素を受け取った血漿は、栄養分とともに血管の外に出て細胞外液となり、細胞の間にしみ出します。これが別名、組織液です。

■血液と細胞の間の物質交感

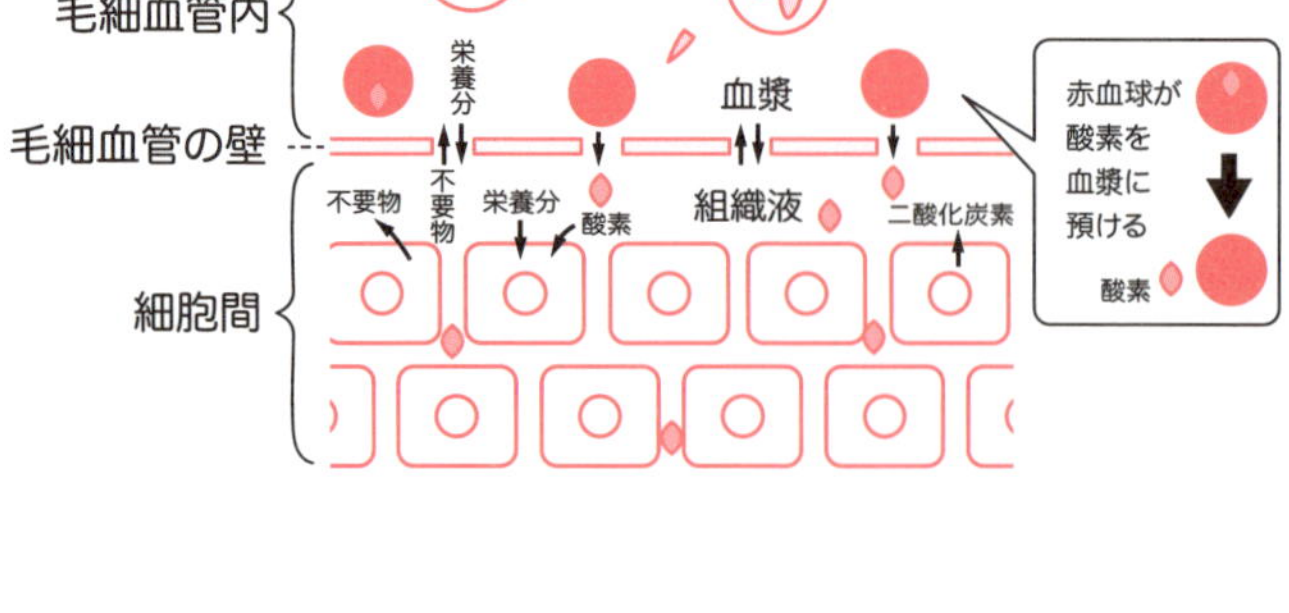

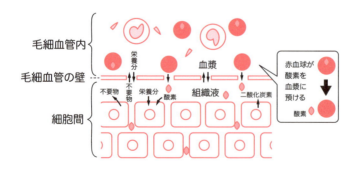

「60兆個の細胞は海に囲まれている」と第1章でお話ししましたが、この「海」とは、組織液のことです。細胞は組織液から酸素と栄養分を受け取り、代わりに、細胞が働いて出した二酸化炭素と老廃物（不要物）を組織液に放出します。

下の図は、動脈、静脈、リンパ液の模式図です。二酸化炭素と老廃物を受け取った組織液はどうなるのでしょうか？　まず、組織液の約90％は、静脈性の毛細血管に戻ります。そして、細静脈↓静脈と太くなっていきます。

その後、体循環・肺循環・門脈循環という血液循環となり、最終的に上・下大静脈となり心臓に戻ります。

「血漿」「組織液」「リンパ液」の違い

では、残りの10％の組織液はどうなるのでしょう

■動脈、静脈、リンパ液

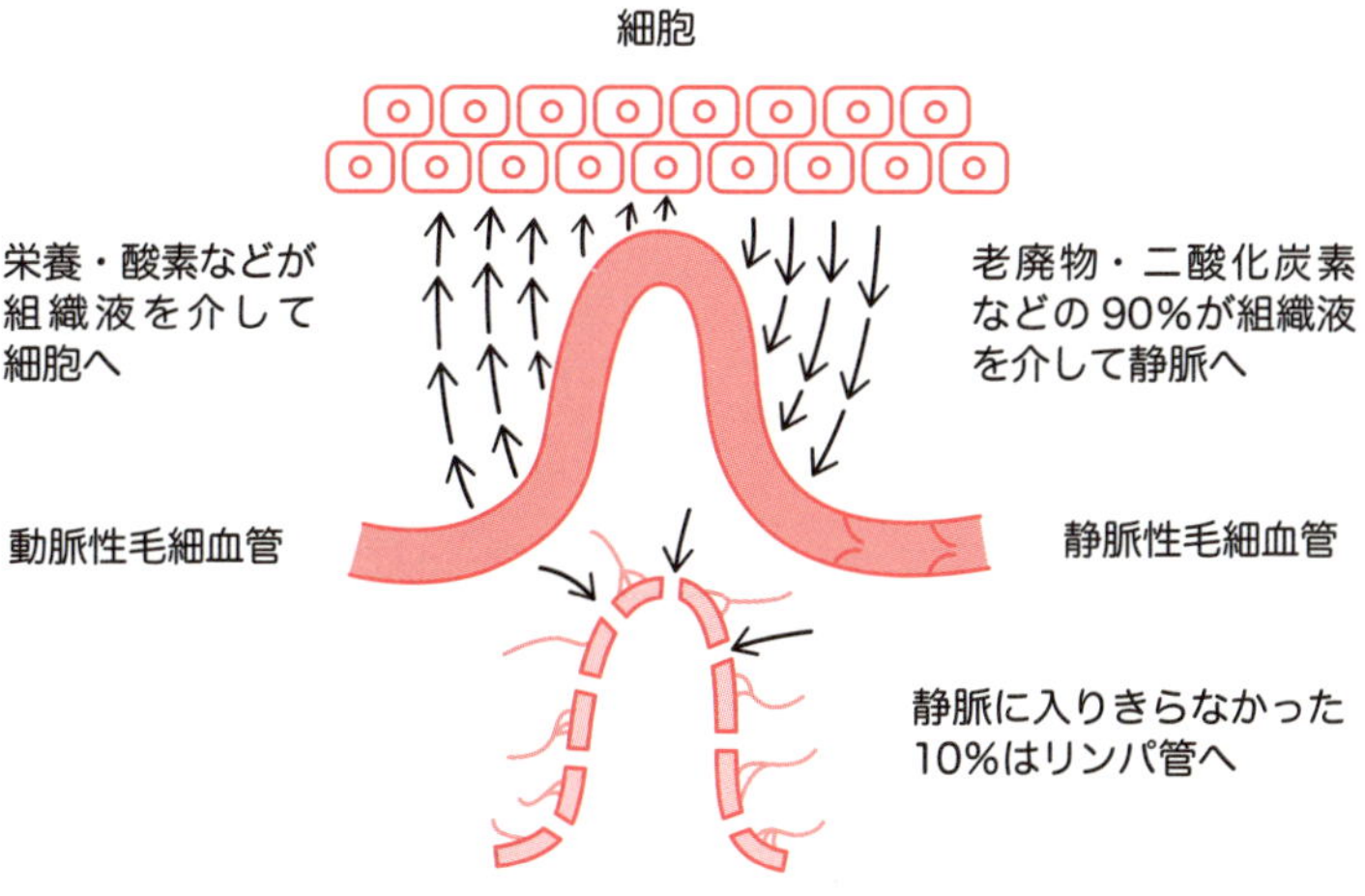
細胞
栄養・酸素などが
組織液を介して
細胞へ
老廃物・二酸化炭素
などの90%が組織液
を介して静脈へ
動脈性毛細血管
静脈性毛細血管
静脈に入りきらなかった
10%はリンパ管へ

か？　この10％は静脈に回収されずに、リンパ管に回収されます。それが「リンパ液」です。つまり組織液は、毛細血管の中では「血漿」（酸素や栄養を含む）、毛細血管から出た段階で「組織液」、また毛細血管に戻れば「血漿」（二酸化炭素や老廃物を含む）、そしてリンパ管に入れば「リンパ液」となるのです。つまり、「血漿」「組織液」「リンパ液」は、元は同じ血液から分かれた親戚のようなものです。

では、なぜ約10％の組織液は、静脈性の毛細血管に入れず、リンパ管に入ってリンパ液となるのでしょうか？　それはリンパ液となる成分が、毛細血管壁を通れないほど大きな老廃物（大型ゴミ）だからです。このリンパ液となる物質をリンパ負担物質といいます。静脈のある所には必ずリンパ管があり、静脈に入れなかったリンパ負担物質はリンパ管に入り、リンパ液となるのです。

第3章「動脈・静脈・毛細血管そしてリンパ管の関係」まとめ

- 動脈性毛細血管が組織液を介して静脈性の毛細血管となる。
- 組織液のお陰で細胞は栄養と老廃物を交換できる。
- 血漿（血管内）、組織液（血管外）、リンパ液（リンパ管内）、は親戚のようなもの。
- 細胞から排泄された老廃物の90％は静脈に、残りの10％はリンパ管に回収される。

第4章

Deep Lymph Massage

リンパ系：リンパ管系

リンパ系は、リンパ管系と、それに伴うリンパ性器官（リンパ節、脾臓、胸腺など）に分けられます。この章ではリンパ管系について、リンパ管の種類とその構造、また、リンパの最初の回収場所である皮膚とリンパの関係について述べたいと思います。

1 リンパ管系の全体像

リンパ管系の全体像

リンパ管系は毛細リンパ管に始まり、合流して太くなり途中多数のリンパ節を通って、最終的には胸管（左リンパ本幹）と右リンパ本幹に入り、静脈に流入します。

リンパ管系は、組織液やそれに含まれるタンパク質、また細胞成分を輸送します。腸管のリンパ管は、特に脂肪の輸送にかかわります。

全身のリンパ管は、左右2本の本幹に合流し、内頚《ないけい》静脈と鎖骨《さこつか》下静脈の合流点（静脈角）で、静脈に注ぎます。

リンパ管について

リンパ管は一般に、血管、特に静脈に沿って走っています。また、リンパ管には自力で心臓に戻す装置がないので、静脈同様に骨格筋の収縮や隣接する動脈などの拍動によってリンパ液を心臓に戻していきます。そのため、静脈と同じく弁が非常に発達しています。

また、血管系が心臓に始まり心臓に終わる閉鎖循環であるのに対して、リンパ管系は、浅層の毛細リンパ管に始まり心臓に終わる半閉鎖循環です。

リンパ管は大きく2層に分かれる

リンパ管は、皮膚の真皮層から始まる浅在性の浅層リンパ管と、筋膜の下層にある深在性の深層リンパ管の２つに分けられます。

浅層と深層から運ばれるリンパ液は合流して、最後にリンパ本幹を流れて静脈に注ぎます。

特殊なリンパ管として、小腸の粘膜の絨毛にある中心乳糜腔《にゅうびくう》と呼ばれる毛細リンパ管があります。腸から吸収された脂肪は血管に入らず、この乳糜腔に入ります。食物を摂った後は、脂肪滴を含んだリンパがこの中を牛乳のように白く濁った状態で流れます。

2 各リンパ管の解説

浅層と深層の2層に存在する5種類のリンパ管

浅層にあるリンパ管と、深層にあるリンパ管は、次のようなものです。

真皮・皮下組織内の浅層に存在するリンパ管（①毛細リンパ管、②集合リンパ管、③輸送リンパ管）、浅層から筋膜を突き抜けて深部のリンパ管に連絡しているリンパ管（④穿孔《せんこう》リンパ管）、そして筋膜下層に存在する深部のリンパ管（⑤深部リンパ管）と、全部で5種類あります。それぞれについて解説していきましょう。

①毛細リンパ管

毛細リンパ管は、指のような形をしたリンパ管の始まり（末端）の部分です。真皮あるいは皮下組織に存在します。1層の内皮細胞からなり、リンパ液を最初に集めます。

②集合リンパ管

毛細リンパ管で組織液がリンパ液になると、次に集合リンパ管に流れます。またこの集合リンパ管は、一部、毛細リンパ管と同じ1層の管壁構造を持っていて、組織液からリンパ液を受け取れるものもあります。その他の集合リンパ管は、輸送リンパ管と同様の3層構造で弁があります。

毛細リンパ管と集合リンパ管は、リンパ管系では末端のリンパ管で、別名「脈管外通路」とも呼ばれています。

③輸送リンパ管

輸送リンパ管は、動脈・静脈と同様、3層構造をしています。

外膜は結合組織で、中膜は平滑筋、そして内膜は内皮細胞でできています。中膜は平滑筋であるため、収縮することができます。

■リンパ管の位置関係

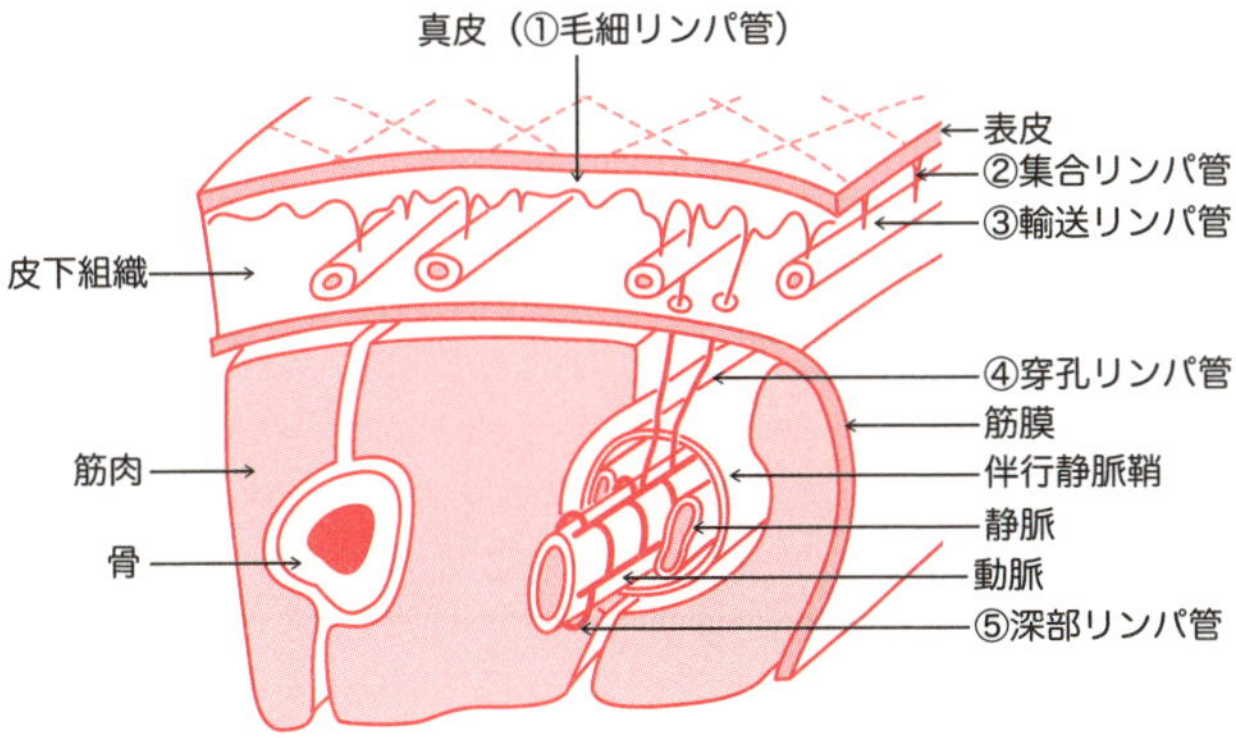

●筋膜の上部に存在する：
①毛細リンパ管
②集合リンパ管
③輸送リンパ管

●筋膜の下部に存在する：
④穿孔リンパ管
⑤深部リンパ管

また、輸送リンパ管には弁があるため逆流しません。ですから、輸送リンパ管までリンパ液を流すことができれば、リンパ液は自然に心臓に向かって流れます。

④穿孔《せんこう》リンパ管

穿孔リンパ管は、浅層リンパ管と深部リンパ管を結ぶリンパ管です。集合リンパ管あるいは輸送リンパ管から起こり、筋膜を貫いて、深部リンパ管に連絡しています。

深部リンパ管内のリンパ液が排液され、管内が陰圧になると、深部リンパ管の吸引効果が高まります。その結果、穿孔リンパ管がストローのような役割をして、浅層のリンパ液を深層に引き込みます。ですから、深層リンパ管を活性させることができれば、穿孔リンパ管の働きで、浅層リンパ液が深層まで排液されるということになります。

⑤深部リンパ管

深部リンパ管は、筋膜の下層にあり、身体の深在部のリンパ排液を担当しています。深在部のリンパとは、内臓・筋肉組織・関節・腱鞘や神経などに存在するリンパ液のことです。深部リンパ管は、深部動脈に伴行する静脈と同じく、伴行静脈鞘《ばんこうじょうみゃくしょう》内にあります。

私たちは深部リンパ管に直接触れることはできませんが、次のような方法で深部リンパ管に影響を与え、排液させることができます（手技の解説は第14章で）。

・深部のリンパ節開放へのアプローチ
・筋肉・筋膜へのアプローチ
・動脈の拍動へのアプローチ（バンデージなど）
・自律神経（星状神経節）へのアプローチ
・末梢神経刺激により、脳へ指令を送る「侵害刺激」のアプローチ
・リンパ流分割線に沿って、浅層リンパ液を深層に送り込むアプローチ
・浅層・深層のリンパ排液効果を高める、温熱によるアプローチなど

従来の浅層リンパのみの排液では、深層までリンパが排液される速度は、深層リンパ管を活性して浅

■リンパ管の位置関係（断面図）

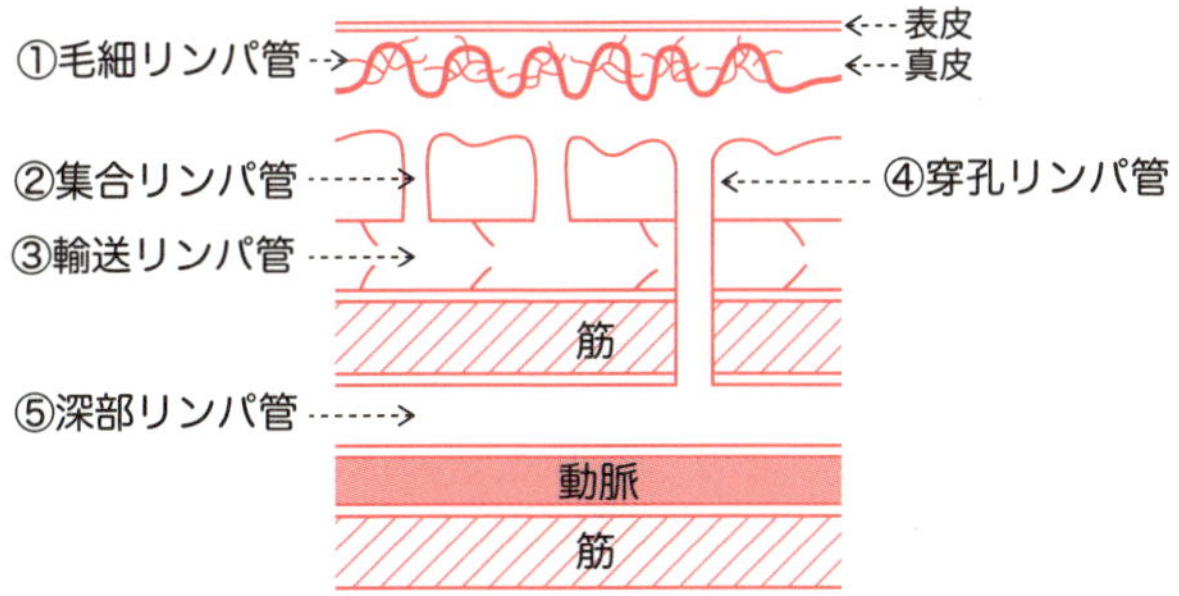

層リンパ液を引き込む場合の約五百分の一～百分の一といわれています。なぜなら、動脈の力を利用してリンパ液を排液している深部リンパ管と、毛細血管の血流を利用してリンパ液を排液している浅層リンパ管では、当然違いがあるからです。

ちなみに、動脈の流れは1秒あたり約50cmであるのに対して、毛細血管の流れは、1秒あたり約0・05cmです。深層の血流は、浅層の血流の千倍の速さといえます。

各リンパ管に存在するリンパ弁

リンパ管には、毛細リンパと一部の集合リンパ管を除いて、逆流を防ぐ弁があります。また、弁の間隔はリンパ管の太さによって異なります。集合リンパ管では2～3mmごと、輸送リンパ管では6～20mmごと、最も太い胸管では10cmごとです。

3 皮膚とリンパ管の関係

リンパ液の集液は、毛細リンパ管をはじめとする浅層のリンパ管から始まります。浅層の集液場所は皮膚に存在しているため、リンパ液の集液メカニズムを知るには、皮膚の構造を知る必要があります。

皮膚は、表皮、真皮、皮下組織の３層構造です。リンパ液を最初に集める毛細リンパ管は、皮膚の真皮層に存在します。

また、皮膚は人体最大の器官です。器官には、４つの組織（上皮組織、結合組織、筋組織、神経組織）が集まっています。つまり皮膚は、「４つの組織の面積の合計が人体で最大」ということです。毛細リンパ管は、その皮膚の隅々からリンパ液を集める仕事をしています。

表皮（角質層、顆粒層、有棘《ゆうきょく》層、基底層）とリンパ管

表皮は皮膚の一番外側にあり、平均約０・２㎜の厚さです。身体の部位によってやや厚さが異なり、足の裏では厚く、顔では目のまわりが薄くなっています。表皮層には血管が存在していないため、リンパ管も存在しません。

表皮は、さらに４つの細胞層に分類されています。角質層、顆粒層、有棘層、基底層の４層です（手掌と足底には「角質層」と「顆粒層」の間に「透明層（淡明層）」が存在します）。

表皮では、基底層で生まれた細胞が、形を変えながら角質層まで押し上げられていき、最終的に角化した細胞が皮膚表面を覆います。これが皮膚のターンオーバーです。角化した細胞は、細菌や乾燥から皮膚を保護しています。

このターンオーバーは、真皮層にある血液とリンパ液によって支えられています。つまり、真皮層の

血流やリンパ流が整っていないと、なめらかで美しい肌はつくられないということです。

真皮（乳頭層と網状層）とリンパ管

表皮と真皮は、合わせて約2㎜の厚さがあります。皮膚の大部分を占める、いわば皮膚の本体です。皮膚のハリや弾力は、主にここに由来します。

リンパの排液は、真皮層から始まります。排液の施術を始める際は、この2㎜を意識して、皮膚をリンパ流に沿ってゆっくりと動かし、真皮の毛細リンパ管にリンパ液を流すようにします。

真皮は乳頭層と網状層に区分されますが、表皮の4層のようにはっきりした境があるわけではありません。真皮が表皮に入り込んでいる部分が乳頭層となっていて、線維がまばらで水分が多くなっています。また、その下層は網状層となっており、線維芽

■皮膚の構造

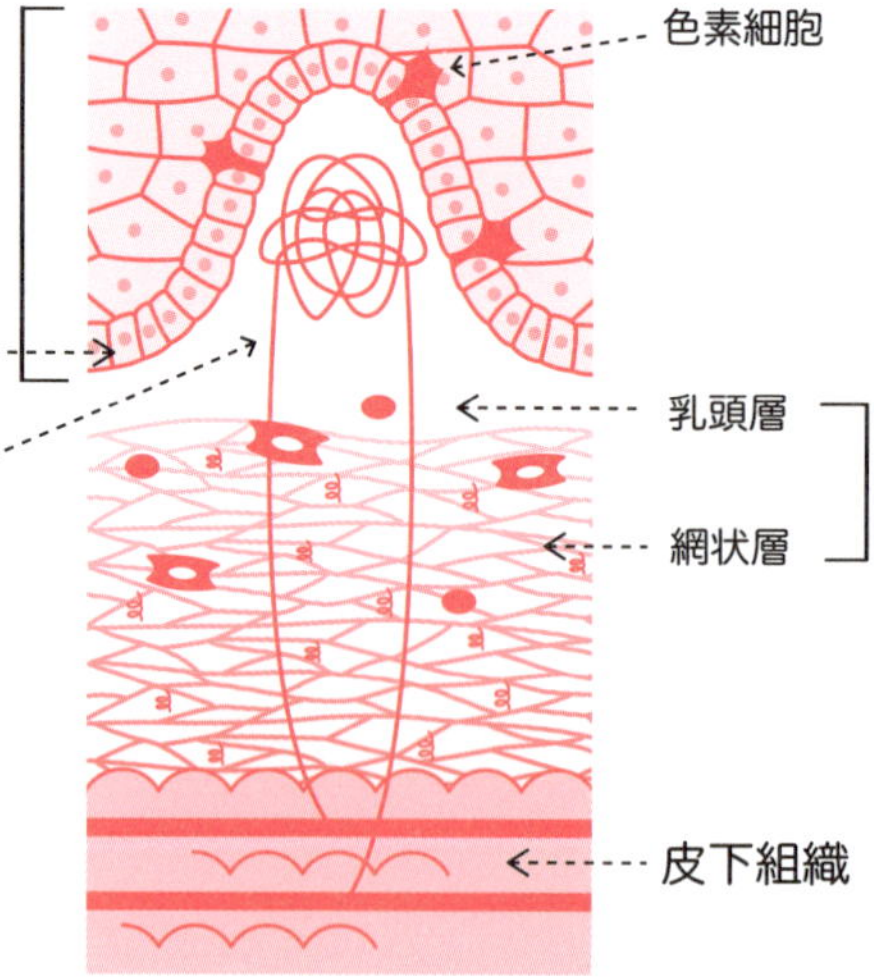

参考文献：「皮膚化学」
（日本エステティック業協会）

細胞が産生する膠原線維（コラーゲン）と弾力線維（エラスチン）とがネットを形成しています。そして、その間を基質（ヒアルロン酸：ムコ多糖類）が水を含んで存在しており、それらによって真皮の厚みが形成されています。

また、真皮は血管、リンパ管、神経などの重要な器官も持っており、皮膚の栄養補給、分泌、感覚など主要な機能を司っています。

リンパ液に関与するのは、網状層の部分です。ネット状に形成された膠原線維（コラーゲン）と弾力線維（エラスチン）に、毛細リンパ管を構成している細胞一つ一つの繋留フィラメントが巻きついています。そして、皮膚が運動やマッサージなどで移動するたびに、繋留フィラメントが引かれて、毛細リンパ管が開き、組織液が入り込み、リンパ液となります。

皮下組織とリンパ管

皮下組織は、真皮の下、つまり皮膚の3層構造の一番下層にある部分です。皮下組織の大部分は脂肪組織であるため、「皮下脂肪組織」とも呼ばれています。

主な働きとしては、外部からの衝撃をやわらげるクッションのような役割をし、その下の骨や筋肉が傷つかないようにしています。また、脂肪は熱を伝えにくいことから、断熱作用や保温作用もあります。さらに余分なエネルギーを蓄えておく貯蔵作用もあります。

皮下組織には、主に輸送リンパ管が存在します。皮下組織の下層には筋肉があり、その筋膜下に深部リンパ管があります。深部リンパ管内でリンパ弁膜間運動（第7章で解説）が起こることで、皮下にあるリンパ液が穿孔リンパ管を通って深部リンパ管に吸引されます。

皮膚のハリや弾力の衰えと浮腫の関係

皮膚のハリ・弾力をつくっているのは、真皮の網状層にあるコラーゲン、エラスチンで、その間には水を含んでいる基質（ヒアルロン酸：ムコ多糖類）が存在します。その水を含む基質が乾燥や加齢により減少すると、コラーゲンとエラスチンのネットにハリがなくなります。

すると、ネットに絡まっている毛細リンパ管の繋留フィラメントもゆるんでしまいます。その結果、皮膚表面のマッサージだけでは繋留フィラメントを引く力が弱くなり、毛細リンパ液の回収能力が低下し、浮腫が生じやすくなります。

浮腫のない身体になるためには、皮膚のハリ・弾力を保つためのお手入れが大切ということです。

第4章「リンパ系：リンパ管系」まとめ

・リンパ管は、浅層と深層の2層に分かれて存在し、全部で5種類のリンパ管が存在する。
・リンパ管は毛細リンパ管と一部の集合リンパ管を除き、3層構造で弁がある。
・リンパ管にある弁の間隔は、リンパ管の種類によって異なる。
・リンパの排液は、人体最大の器官である皮膚の真皮層から始まる。
・皮膚のハリ・弾力が衰えると、毛細リンパ管の集液効果が減少し、浮腫が生じやすくなる。

第5章

Deep Lymph Massage

リンパ系：リンパ性器官

この章では、リンパ管に伴うリンパ性器官のうち、リンパ節（所属リンパ節）、リンパ球、脾臓、胸腺についてお話しします。

まずは、リンパ性器官を理解する上で知っておきたい用語を解説します。

1 リンパ関連の用語解説

免疫防御反応（特異的防御機構）

これは俗にいう免疫反応のことです。私たちの身体には、外部の様々な異物が入ってきた時、異物を異物として区別し、排除して身体を守る仕組み（恒常性維持）が存在します。自分自身を守るために、自分でないもの（非自己）をはっきり区別して、それを身体から取り除く仕組みを「免疫」と呼んでいます。

生化学では、「免疫とは生体が自己と非自己を識別して、非自己を排除するために行う体液性・細胞性の反応をいう」とされています〔(2) で詳しく解説〕。

そして、非自己と識別されたものを抗原といいます。この抗原が体内で発見されると、「抗原抗体反応」という免疫反応が起こります。この反応は、ある特定の「抗原」に対してのみ効果を発揮する「抗体」をつくる反応で、この反応を免疫防御反応（特異的防御機構）と呼びます。

抗体とは

抗原が身体の中に入ってくると、身体は抗原に対抗する物質をつくります。これが抗体です。抗体は、免疫グロブリンというタンパク質です。抗体には、ＩｇＡ、ＩｇＧ、ＩｇＭ、ＩｇＤ、ＩｇＥの５種があります。

免疫に関わる細胞、白血球

血液中には、細胞成分として赤血球、白血球、血小板が含まれ、また液体成分として血漿が含まれています。その中で、免疫反応に関与するのは、白血球です。

(1) 白血球

白血球は赤血球よりも大きく、核を持ち（赤血球は核を持たない）、数種の細胞に分類されます。白血球の寿命は、顆粒白血球で２〜14日、リンパ球で約１週間〜数年といわれています。老朽化した白血球は、肝臓または脾臓で分解されます。

白血球は、顆粒白血球、リンパ球、単球の３種類に分かれます。

顆粒白血球はさらに、好中球、好酸球、好塩基球に分けられます。好中球が最も多く、ついでリンパ球が多く存在します（それぞれの割合は次頁の図の％）。

（2）白血球の機能：食作用と抗体産生

白血球は、細菌や異物が体内に侵入した時、それらに近づき（遊走）、細菌や異物を取り込んで分解、消化する働きを持っています。この働きを「食作用」といいます。

①好中球と単球……食作用

▼好中球（小食細胞）

細菌のような比較的小さいものをよく摂取し、炎症の初期に働きます。

▼単球（大食細胞）

比較的大きいものを摂取します。炎症の慢性の時期に出現して、病原菌や変性した好中球なども摂取します。そして、組織中に移行すると、マクロファージと名前を変えます。

膿（のう、うみ）は、白血球が細菌を取り込んで死んだものが集まったものです。

■白血球の種類

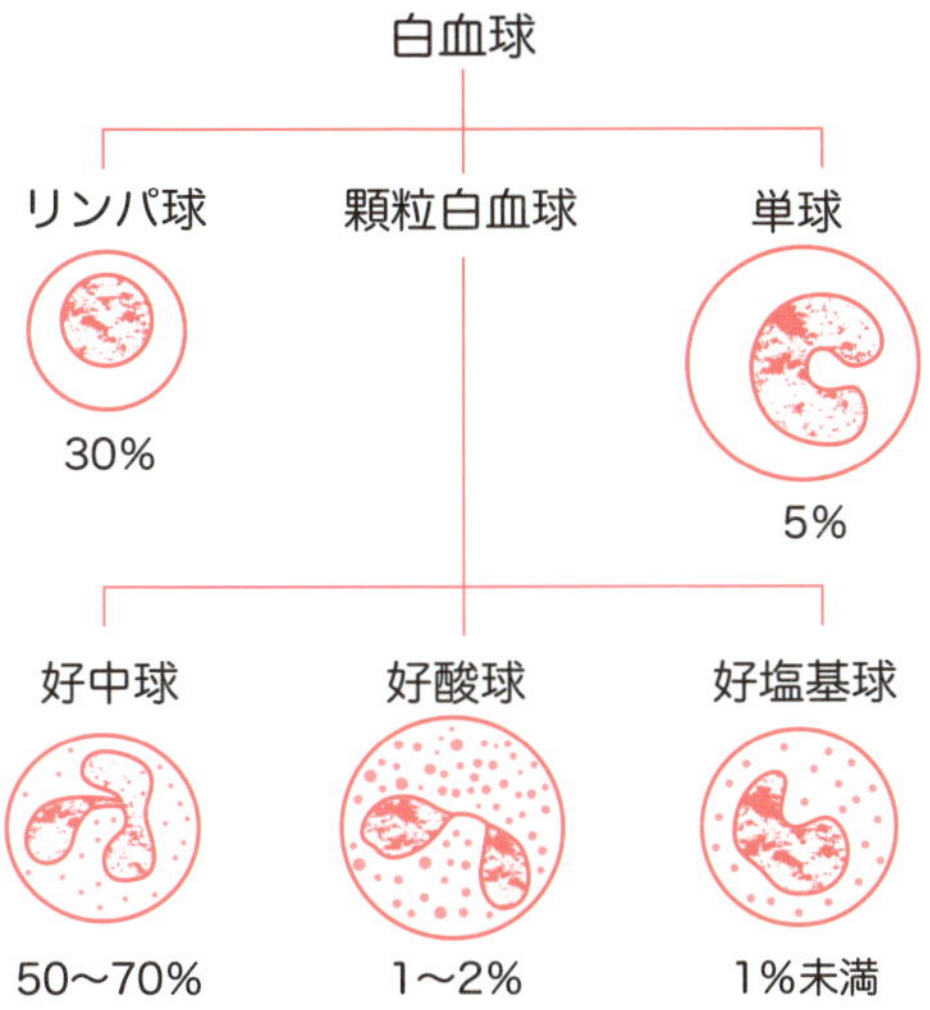

参考文献：『生理学』東洋療法学校協会（編）、佐藤優子ほか（著）（医歯薬出版）

②リンパ球……抗体産生

白血球の中のリンパ球は、免疫機能を司る細胞です。T細胞（Tリンパ球）とB細胞（Bリンパ球）、そしてナチュラルキラー細胞（NK細胞）に分けられます。T細胞とB細胞は「細胞性免疫」と「体液性免疫」という方法で身体の異物を取り除きます。

▼体液性免疫

体内に抗原（ウイルスなど）が侵入すると、マクロファージが抗原を貪食《どんしょく》します。そして、抗原の情報をヘルパーT細胞に提示します。情報をもらったヘルパーT細胞は、B細胞にその抗原だけに効果のある抗体をつくるよう指示します。ヘルパーT細胞から指示を受けたB細胞は、抗体生産細胞（形質細胞）に変化します。そして全身に抗体を送り、抗原と戦います。これが体液性免疫の仕組みです。

▼細胞性免疫

体内に入った抗原をマクロファージが貪食します。そしてヘルパーT細胞に伝えます。ここまでは体液性免疫と同じです。情報を受け取ったヘルパーT細胞は、キラーT細胞を活性させます。キラーT細胞は抗原に対して直接攻撃します。この「抗体をつくらず直接抗原を攻撃する反応」を細胞性免疫といいます。

▼T細胞……細胞性免疫

T細胞は、胸腺で教育されて分化するため、胸腺（Thymus）の頭文字を取ってT細胞と命名されました。T細胞には主に、ヘルパーT細胞とキラーT細胞があります。T細胞の機能は胸腺を出ていく時にすでに決定されています。

・ヘルパーT細胞……免疫反応のゴーサインをB細胞に送り、B細胞に抗体をつくらせる。

・キラーT細胞……病原体に感染した細胞や癌細胞を直接殺す。

▼B細胞……抗体をつくる

B細胞は骨髄から出てきた細胞なので、骨髄（Bone marrow）の頭文字を取って、B細胞と命名されました。抗体をつくる細胞です。また、細胞ごとに産生する抗体の種類が決まっています。自分の抗体タイプに合った病原体が出現した場合にだけ働き、免疫抗体（γ－グロブリン）を大量につくります。

つくられた抗体は、リンパの流れに沿って血液に入り、全身に抗体が巡ります。

また、いったん病原体が姿を消しても、それに適合したB細胞の一部は記憶細胞として長く残り、次回同じ抗原が侵入してくると、すばやく抗体産生を開始します。この働きを利用したのが、予防接種です。

▼形質細胞

抗原が侵入した時、その抗原だけに効果のある抗体を産生する必要があります。抗原（異物）に対抗できる抗体を産生するための特定の細胞を、形質細胞といいます。B細胞は、ヘルパーT細胞の指令で、この形質細胞になります。

③その他のリンパ球……ナチュラルキラー細胞（NK細胞）

身体の中の「リンパ球」の70～80％は「T細胞」、5～10％が「B細胞」であることはわかっていましたが、残りの15～20％の免疫細胞については長い間不明のままでした。それが、「ナチュラルキラー細胞」（NK細胞）です。

▼NK細胞の役割と働き

ナチュラルキラー細胞は殺傷力が高く、常に体内を独自でパトロールし、ガン細胞やインフルエンザなどのウイルス感染細胞、細菌を見つけると、単独で直接殺してしまいます。

しかしストレスに継続的にさらされると、ナチュラルキラー細胞の活動が停滞し、ガンなどの進行が加速し、ほかの免疫機能に影響をおよぼします。

▼NK細胞の活性は加齢と共に減退する

健康な人の体内では、毎日100万個ほどのガン細胞が生まれていますが、ナチュラルキラー細胞など免疫機構が正常に働いていれば、すぐに摘み取られるため、即ガンになることはありません。ただし、加齢と共にその危険度は高まります。

▼NK細胞の活性を高めるためには

・喫煙を控える　・質の良い睡眠をとる　・ムリのない適度な運動をする（歩く）
・楽しいことをする　・笑う　・充分な休養などでストレスをためない
・体温を下げない　・バランスの良い食事を心がける

2 リンパ節

リンパ節の構造

リンパ節は、細網《さいもう》組織の網目がつくるリンパ洞と、リンパ球の集まるリンパ小節から構成されています。

■リンパ節の構造

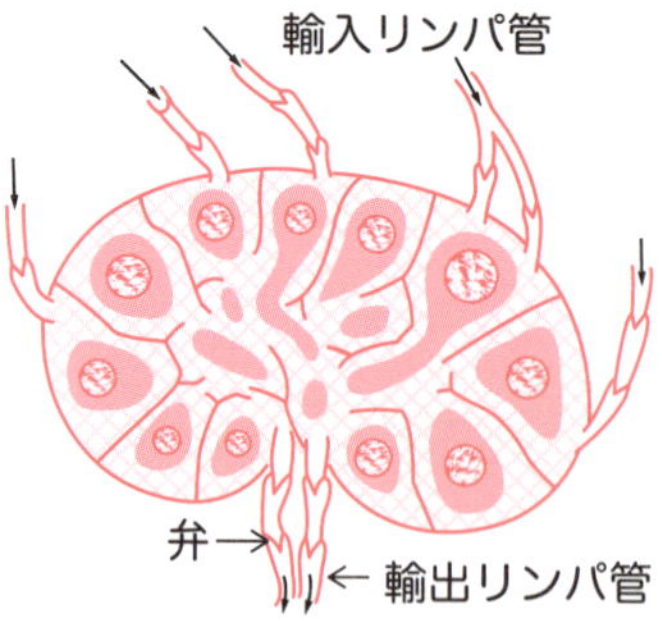

リンパ節は米粒または大豆大で、大きさは0・2㎜〜3㎝、リンパのフィルターとして機能します。リンパ液は静脈に流れ込むまでに複数のリンパ節を経由することになります。また、リンパ節は身体の特定の部位に集合する傾向があります。大血管の周囲、腋窩、鼠径部、後腹膜、頸部、縦隔などです。

リンパ節の形は扁平で腎臓形であり、凸側から多くの輸入リンパ管が流入しています。凹側を門といい、血管、輸出リンパ管が出入りしています。リンパ節は、細胞に富む皮質と細胞の少ない髄質に分けられ、皮質には多数のリンパ球の集団であるリンパ小節がみられます。癌などの手術で一度切除されたリンパ節は、再生されることはありません。人体には、およそ800個のリンパ節があります。リンパ節の内部はリンパ液の流れる通路になっていて、非常に細かい網目状の組織（細網組織）から成り、リンパ球、形質細胞、マクロファージなどがびっしり入っています。

リンパ節の役割

リンパ節には次の3つの役割があります。

①リンパ液の浄化フィルター作用（生物学的濾過《ろか》作用）

生物学的濾過作用とは、有害物質、たとえば、病原菌、癌細胞や抗原、死滅した細胞などが血液中に到達しないように、濾過・貪食・除去し、リンパ液を浄化するフィルター作用をいいます。リンパ節ではリンパの流れが遅くなり、マクロファージが有害物質を捕らえる貪食作用が行いやすくなります。

②リンパ球の生成（免疫防御反応）

リンパ節は、免疫反応に関与するT細胞とB細胞の駐屯地です。病原菌がリンパ節で発見されると、T細胞、B細胞が病原菌と戦い、免疫反応が起こります。また、免疫に関与する抗体（γ－グロブリン）をつくり、全身に送ります。免疫担当細胞であるリンパ球を生成するため、通常のリンパ球の数は、リンパ節に流れ込むリンパ球の数よりも出て行く数のほうが多くなります。

リンパの流れが滞っている人は、リンパ球の産生も滞ります。そのため、リンパ球の活性も弱くなります。それだけでなく、リンパ球が同じ場所に留まることになり、リンパ球自身が必要な酸素や栄養を受け取ることができません。その結果、免疫力が低下しやすくなります。

③リンパに含まれるタンパク質量の調整

リンパ節は、リンパ液や組織液のタンパク質の濃度を一定に保つ働きをしています。ですからリンパ液の流れが滞ると、細胞膜（細胞の壁）の原料のタンパク質量に影響を与え、細胞自体の元気がなくなります。肌のハリもなくなり、身体が何となくダルイ！という状態になります。

3 所属リンパ節

所属リンパ節とは、８００個あるリンパ節の中で、身体の一定の領域からやってきたリンパ管が必ず経由するリンパ節のことです。ですから、所属リンパ節の炎症は、そのリンパ節に流入するリンパが炎症を起こしている証です。どの部位のリンパがどの所属リンパ節に流入するかを知っておくことが大切です。

所属リンパ節と流入リンパ

①鼠径リンパ節

鼠径部（下肢の付け根の前面）に集まる数十個のリンパ節。皮膚の上からよく触れられるので、臨床上、大変重要です。

▼鼠径リンパ節への流入リンパ

A）下肢のリンパ　B）外陰部のリンパ　C）会陰のリンパ

D）肛門部のリンパ（梅毒や淋疾の初期にも腫れる）　E）骨盤の内部深層のリンパ（転移しやすい）

■リンパ節の場所

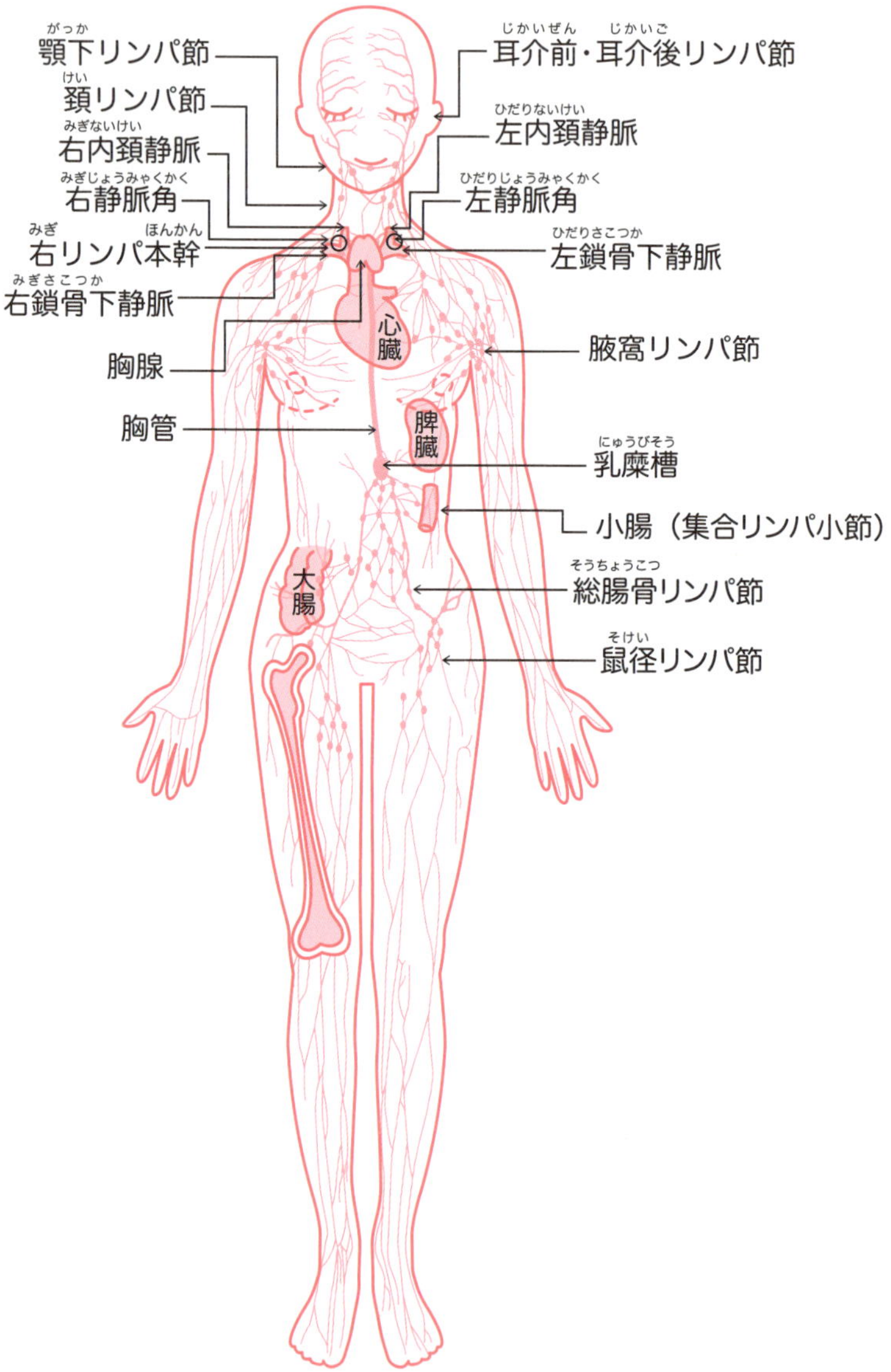

顎下《がっか》リンパ節
頚《けい》リンパ節
右内頚静脈《みぎないけい》
右静脈角《みぎじょうみゃくかく》
右《みぎ》リンパ本幹《ほんかん》
右鎖骨下静脈《みぎさこつか》
胸腺
胸管
耳介前《じかいぜん》・耳介後《じかいご》リンパ節
左内頚静脈《ひだりないけい》
左静脈角《ひだりじょうみゃくかく》
左鎖骨下静脈《ひだりさこつか》
腋窩リンパ節
乳糜槽《にゅうびそう》
小腸（集合リンパ小節）
総腸骨《そうちょうこつ》リンパ節
鼠径《そけい》リンパ節
心臓
脾臓
大腸

②腸リンパ本幹

▼腸リンパ本幹への流入リンパ

A）腹腔内臓のリンパ

B）胃のリンパ……周囲のリンパ節に入り、最後は腸リンパ本幹に入ります。胃癌の転移が進むと腸リンパ本幹から胸管に入り、静脈角の直前にある数個のリンパ節（ウィルヒョウのリンパ節）に達します。この左鎖骨上部のリンパ節の膨れは、胃癌の徴候として知られています。

③腋窩リンパ節（腋窩の脂肪組織内にある20～30個のリンパ節群）

▼腋窩リンパ節への流入リンパ節

A）上肢　B）肩甲部　C）胸壁　D）乳腺

・乳癌の転移がここに起こるので、手術根治的乳房切断術の際には、腋窩リンパ節が取り去られます。そのため、手術後、上肢に浮腫を生じることがあります。

④後頭リンパ節（後頭部の皮膚のリンパが流入）

▼後頭部の皮膚のリンパが流入

⑤顔面の所属リンパ節

・耳介前・耳介後リンパ節

⑥頚部

・顎下リンパ節（顎下周囲）
・浅頚リンパ節（外頚静脈に沿って）
・深頚リンパ節（内頚静脈に沿って。顔面の炎症や腫瘍時に腫れる）
・鎖骨下リンパ節（鎖骨の下）

4 その他のリンパ性器官（胸腺と脾臓）

胸腺

胸腺は、全身免疫のT細胞を産生し、教育して全身のリンパ組織に分配します。胸腺は前胸部中央の胸骨の裏にある掌大のブヨ

■胸腺の位置

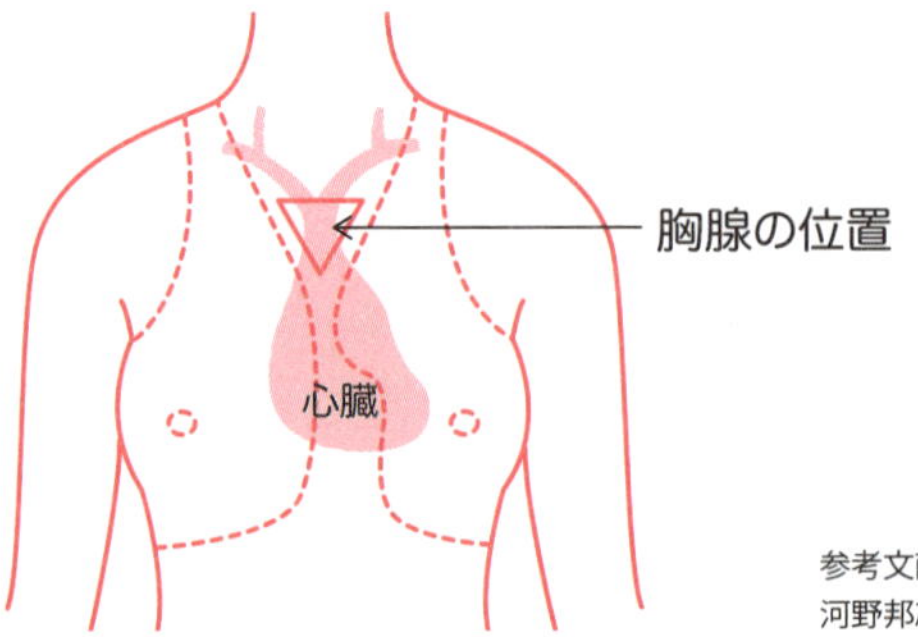

参考文献:『解剖学』東洋療法学校協会（編）、河野邦雄ほか（著）（医歯薬出版）

ブヨした白っぽい臓器で、10代の時に最大重量で35ｇぐらいです。40歳で1／10になり、60歳では瘢痕《はんこん》程度になります。免疫に大きく関与し、生まれたばかりのハツカネズミの胸腺を切除すると、全身のリンパ性器官（リンパ節、脾臓など）の発達が悪く虚弱なネズミとなり、2週間ほどで死んでしまいます。

胸腺と骨髄は第一次リンパ性器官と呼ばれ、最初にリンパ球がつくられる場所です。また、免疫反応の場となる脾臓やリンパ節は第二次リンパ性器官と呼ばれています。そして胸腺は、働きの上では脾臓やリンパ節を一段高い位置に立って支配しているといわれています。

脾臓

脾臓は腹腔の左上部にある実質性器官（内部が組織で満たされている器官）で、本来、胃に所属する血《けつ》リンパ節です。血リンパ節はリンパ節と同様の構造を示しますが、内部をリンパでなく、血液が流れています。

脾臓は赤褐色の平たい卵円形の器官で、横隔膜と胃底に接しています。重量100～200ｇ、長さ10㎝、幅6～8㎝、厚さ3～4㎝で、内面に

■脾臓の位置

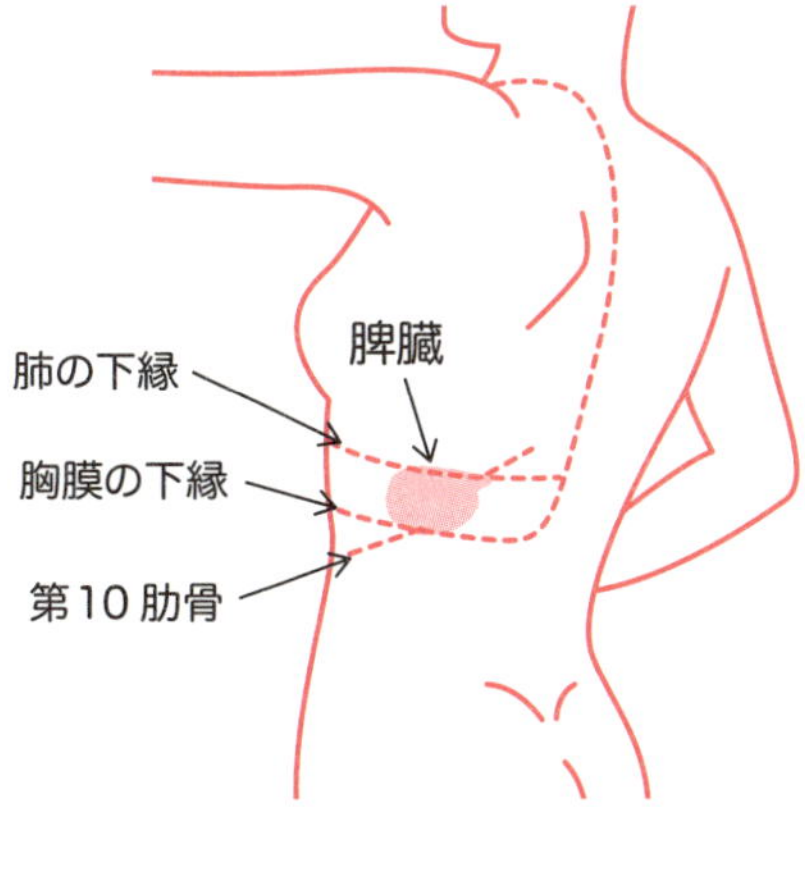

参考文献：『解剖学』東洋療法学校協会（編）、
河野邦雄ほか（著）（医歯薬出版）

脾動脈・脾静脈の出入りする脾門があります。

脾臓には、①老化した赤血球を破壊して取り除く、②血小板を蓄える、③免疫機能（リンパ球の1／4を集める）、という働きがあります。赤血球は、脾動脈から門脈を経て肝臓に運ばれて、ここで胆汁色素に作り変えられます。

第5章「リンパ系：リンパ性器官」まとめ

- リンパ性器官には、リンパ節（所属リンパ節）、脾臓、胸腺、がある。
- リンパ節には、①リンパ液浄化作用、②リンパ球生成作用、③身体のタンパク質調整作用、がある。
- 免疫に関わる細胞は白血球である。
- 白血球には①リンパ球、②単球、③顆粒白血球、がある。
- リンパ球には、T細胞とB細胞のほかにNK細胞がある。
- リンパ液が必ず通るリンパ節を、所属リンパ節という。
- 胸腺は、全身免疫のT細胞を産生し、教育して全身のリンパ組織に分配する。
- 脾臓には、①老化した赤血球を破壊して取り除く、②血小板を蓄える、③免疫機能（リンパ球の1／4を集める）、という働きがある。

第6章

Deep Lymph Massage

静脈の回収メカニズム：拡散、濾過・再吸収

この章では、静脈の回収メカニズムについてお話ししたいと思います。「静脈とリンパは一心同体」、常に一緒に行動しています。そして、静脈は組織液の90％を回収します。この回収がスムーズにいかなければ、リンパの回収にも影響があります。

まず最初に第1～3章で学んだ循環器系の全体像について、少し復習してみましょう。心臓から出た血液（動脈）で運ばれた栄養や酸素は、細胞外液（組織液）にいったん放出され、それぞれの細胞に運ばれます。そして細胞は、細胞外液を介して運ばれる栄養や酸素のお陰で、自分の仕事（タンパク質合成やエネルギー供給など）をすることができます。今度はその仕事で出たゴミ（老廃物）や二酸化炭素を、細胞が細胞外液（組織液）に放出します。ここまでは大丈夫ですよね！

たとえば、宅配便は、宅配のお兄さんが戸別に荷物を届けてくれますね！　でも、身体の中では宅配のお兄さんのような役割をするものはありません。身体が自力で、組織液に漂っている栄養や酸素を細胞に取り込み、細胞から出されたゴミや二酸化炭素を静脈というトラックにのせるのです。不思議ですね！

本章では、これらの作用がどのようなメカニズムで起こるのか、循環器系に関係する回収メカニズムの「拡散」と「濾過・再吸収」についてお話しします（実際にはその他「浸透」「能動輸送」「食作用」などの生理作用があります）。

1 拡散

拡散とは、物質が濃度の高いほうから低いほうへと移動する現象です。たとえばコーヒーにミルクを入れると、ミルクのほうが濃度が高いので、濃度の低いコーヒーに移動していきます。

同様に、動脈血は酸素や栄養などの濃度が高いので、濃度の低い細胞外液（組織液）に「高い→低い」という拡散の法則で移動していきます。

また、細胞外液（組織液）中は、細胞から出された老廃物や二酸化炭素などで濃度が高い状態になっています。そして動脈性の毛細血管は、酸素や栄養などを放出し、濃度の低い状態になっているのです。ですから、濃度が低くなっている毛細血管（動脈性）に、濃度が高くなっている組織液の老廃物や二酸化炭素が入り込みます。

そして、静脈性の毛細血管と名前を変え、静脈として心臓に向かいます。

細胞が組織液から酸素や栄養を取り込むのも、同様に拡散の作用によるものです。

2 濾過・再吸収

濾過とは、濾紙を通すものだけが通過できる性質を利用したものです。身体でいう濾紙とは、細胞膜を指します。水や小分子のものは細胞膜を通り抜けますが、大きい粒子のものは残ります。

たとえばヨーグルトを布巾などで絞って水切りするとクリーム状になりますが、このようにして液体（水分）を分離する方法が濾過です。

また、血液には一定のタンパク質が含まれています。これを血漿タンパクと呼んでいます。この血漿タンパクは、タンパク質と結合しなくては血管の中を移動できないビタミン、ホルモン、脂肪酸、金属などを運んでいます。血漿タンパクには、水分を吸収して蓄えておこうとする作用があり、組織液を血管内に引き寄せようとします。この作用を再吸収と呼びます。濾過・再吸収の作用は、拡散に比べて割合は少ないのですが、リンパ浮腫の発生には大きく関わっています。

血管内の圧力や血漿タンパクの濃度により、濾過・再吸収が促される仕組みは、次のようなものです。

毛細血管内の圧力（ヨーグルトの布巾を絞る圧力）は、平均25 mmHgです。つまり、血管から組織液に物質を押し出そうとする圧力は平均25 mmHgだということです。この力を【A】としましょう。

また、血管の中のタンパク質濃度は７g／dℓで、水を引っ張る力に換算すると25 mmHgです。つまり、組織液から血管内に水分を再吸収する力が25 mmHgということです。この力を【B】としましょう。

血管から組織液に押し出す力【A】と組織液から血管に再吸収しようとする力【B】が、どちらも25 mmHgで互角になっていると何も変化が起こりません。

しかし、動脈性の毛細血管は約35 mmHgの圧があります。当然ながら【A】が【B】より圧が大きくなります。そうすると血管内の物質は、35－25＝10mmHgの力で組織液の中に排泄されます。これが濾過です。

また、静脈性の毛細血管の圧は約15 mmHgです。つまり、【B】が【A】より圧が大きくなります。すると血管内の血漿タンパクが、25－15＝10 mmHgの力で組織液を吸引します。これを再吸収と呼びます。このメカニズムが浮腫にも関与してきます。

つまり、動脈性の毛細血管では、拡散と濾過の作用によって血管内の栄養や酸素が組織液に排泄され、静脈性の毛細血管では、拡散と再吸収の作用によって血管内に老廃物や二酸化炭素などを取り込みます。

ではリンパ液はどのようにして回収されるのでしょうか？　次章では、リンパ液の回収メカニズムを見ることにしましょう。

第6章「静脈の回収メカニズム：拡散、濾過・再吸収」まとめ

・動脈（毛細血管）↓組織液↓静脈（毛細血管）のメカニズムには、拡散、濾過・再吸収がある。

・濾過と再吸収のメカニズムが浮腫に関与する。

第7章

Deep Lymph Massage

リンパ液の回収メカニズム

1 真皮にあるリンパ流入路

さて、リンパ管はどのようにして組織液を回収するのでしょうか？

組織液が最初に流入するリンパ管を、毛細リンパ管と呼びます。この毛細リンパ管に入るための道をリンパ流入路と呼んでいます。しかし、決まった道があるわけではありません。「リンパ流入路」は、獣道がつくられるようにできていきます。

リンパ流入路は獣道

獣道というのは、獣たちが同じ道をよく通ることでいつの間にかできてくる道のことです。

それと同様に、人が長い期間にわたって同じ動作（筋肉運動、姿勢など）を繰り返していると、リンパの流れる道が獣道のようにできてきます。たとえば、いつもしかめっ面をしている、よく大声で笑う、またいつも足を引きずって歩く、階段を使わずにエレベーターに乗る、などの日常動作です。こうした動作によって、リンパの流れやすい道、流れにくい道ができあがってくるのです。

そのため、リンパ流入路は、その人の生活習慣によって異なります。リンパの滞りやすい場所や浮腫にも個人差が出てきます。

毛細リンパ管の構造

次の図は、毛細リンパ管の構造です。毛細リンパ管は、１枚の内皮細胞が重なり合った小突起です。主に真皮に存在し（皮下組織にも存在します）、表皮に向かってまっすぐに並んでいます。

この内皮細胞からは、繋留フィラメントが出ています。このフィラメントは真皮に存在する結合組織、つまり、コラーゲンやエラスチンに固定されています。

毛細リンパ管へのリンパ回収のメカニズム

真皮をゆっくり移動すると、同時に結合組織であるコラーゲンも移動し、コラーゲンに固定されている繋留フィラメントが引っ張られ、毛細リンパ管の内皮細胞がめくれあがって隙間ができます。

そしてその毛細リンパ管の内皮細胞の隙間に組織液が流れ込み、リンパ液となります。

老化によりコラーゲンの変性が起き、ハリ・弾力

■毛細リンパ管（断面）

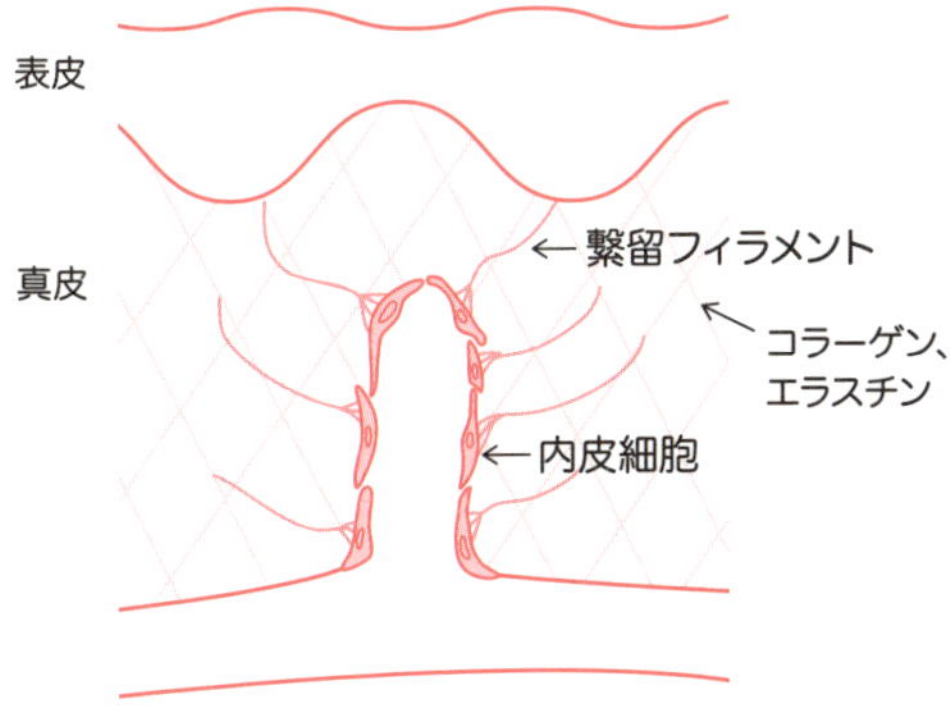

毛細リンパ管は、リンパ管の末端部分で、ここから組織液が流入する

がなくなると、真皮のコラーゲンやエラスチンも、ハリ・弾力を失います。すると繋留フィラメントを引く力が弱くなり、リンパ液の回収も悪くなります。

この一連のメカニズムが、いっそう老廃物を留める原因になります。そのため、高齢になるほどセルライトや浮腫が起こりやすくなります。

マッサージにより真皮をゆっくり動かすことで、毛細リンパ管に付いている繋留フィラメントが動き、リンパの排液が促されます。通常、リンパ管は、安静時1分間に約10回開閉します。

では、毛細リンパ管がどのようにしてリンパ液を取り込むのかを見ていきま

■毛細リンパ管へのリンパ腋の回収メカニズム

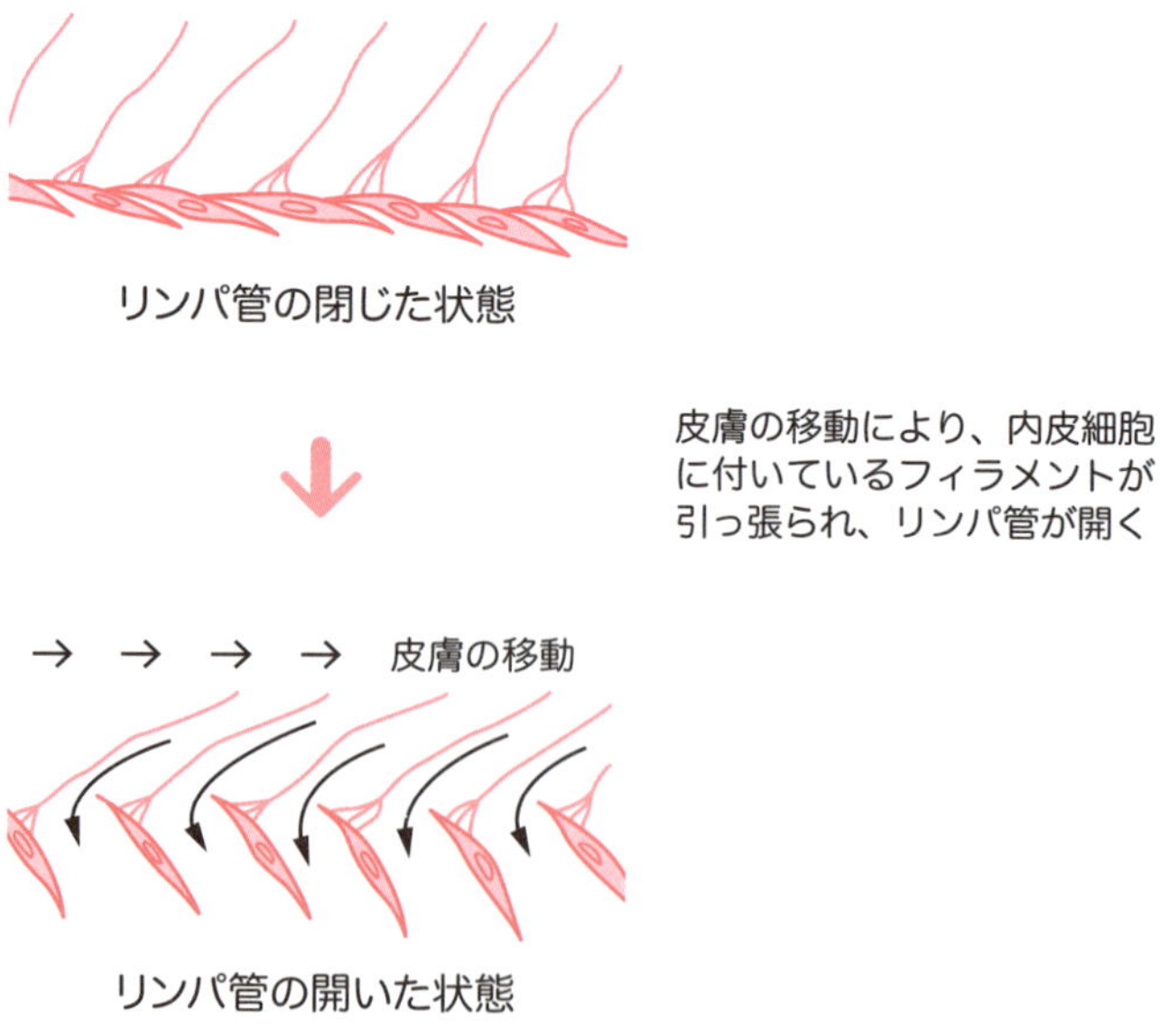
リンパ管の閉じた状態
皮膚の移動により、内皮細胞に付いているフィラメントが引っ張られ、リンパ管が開く
→ → → → 皮膚の移動
リンパ管の開いた状態

しょう。

一つ目の方法は、組織液の増加です。組織液が増加すると、コラーゲンとエラスチンの間の基質（ヒアルロン酸：ムコ多糖類）も増加します。そして、毛細リンパ管の細胞につながっているフィラメントが引っ張られます。すると、重なっている毛細リンパ管の内皮細胞に隙間ができます。その隙間から組織液がリンパ管に流れ込みます。

もう一つは、皮膚を一定方向に（リンパ流分割線に沿って）移動する方法です。移動することで、網状層のコラーゲンが引っ張られ、コラーゲンにつながっている毛細リンパ管の繋留フィラメントも同時に引っ張られます。すると、重なっている毛細リンパ管の内皮細胞に隙間ができ、組織液がリンパ管に流れ込みます。毛細リンパ管がリンパ液で満たされると、隙間は閉じられます。

2 リンパ弁膜間運動

それでは、毛細リンパ管に入り込んだリンパ液は、その後どのようなメカニズムで輸送リンパ管や深部リンパ管を通って、心臓に向かって流れていくのでしょうか？　それは、「リンパ弁膜間運動」と呼ばれるシステムによって行われます。

リンパ弁膜間運動とスターリングの法則

リンパ弁膜間運動とは、それぞれのリンパ管に存在する弁と弁の間で行われるリンパ還流システムをいいます。

「リンパ弁膜間」とは、リンパ管内の一つの弁から次の弁までの間の部分のことです。一つ一つの「リンパ弁膜間」がそれぞれ一つの心臓のように伸展と収縮運動を行います。

心臓が血液を排出する法則に「スターリングの法則」があります。この法則は、「心臓が大量の血液で満たされ心筋が伸展すると、その伸展の度合いに応じて大きな収縮力を発生する」というものです。つまり、心臓が伸展すればするほど、その後に大きく収縮します。「リンパ弁膜間運動」は、これと同じ原理でリンパ液を心臓に戻すのです。

それでは、「リンパ弁膜間運動」により、リンパ液が心臓に戻っていくメカニズムを見てみましょう。

リンパ弁膜間運動によるリンパ液の排泄作用

たとえば「リンパ弁膜間」がリンパ液で満たされ、リンパ管が伸展すると、スターリングの法則で「リンパ弁膜間」はその伸展の度合いに応じて収縮します。収縮することで、リンパ管内の圧が増し、心臓に近いほうの弁が開き、遠位の弁が閉じます。そして、リンパ液は弁の方向に従って、次の「リンパ弁膜間」へ移動し、排泄されます。

リンパ弁膜間運動によるリンパ液の吸引作用

「リンパ弁膜間運動」で空になったリンパ管内は、陰圧になるため、リンパ液の吸引力が増します。空になったリンパ管が吸引ポンプのように作用し、近位の「リンパ弁膜間」に働きかけるだけでなく、遠位の「リンパ弁膜間」にも作用します。

深部リンパ管の吸引効果

「近位と遠位のリンパ弁膜間に作用する」とはどういうことでしょうか？

深部リンパ管にリンパ弁膜間運動が起こり、そのリンパ管が空になると、隣の（近位の）深部リンパ管からリンパ液を吸引します。同時に穿孔リンパ管にも作用して、遠位の浅層リンパ液も強力に吸引します。ですから、浅層リンパ管だけに働きかけるよりも深部リンパ管に働きかけることで、浅層と深層の両方のリンパ液が強力に排液されます。

健康なリンパ管は、安静時には10回／分の収縮が起こりますが、この収縮頻度はリンパ弁膜間運動を高めることで、10倍の１００回／分まで上昇するといわれています。

リンパ液の吸引作用を増す外的因子

リンパ弁膜間運動とは、管内の圧が一定に達するとリンパ管が自動的に収縮し、リンパ液を次のリンパ弁膜間に押し出すシステムです。このシステムは、リンパ管の内部からの圧がなくても、リンパ管の外からの圧でも管壁が伸展すれば、同様の現象としてリンパ排液を起こします。つまりセラピストは、リンパ管の外から圧を加えることで、リンパ液を効率よく排液させることができます。

リンパ液の吸引作用を増す方法には、次のようなものがあります。

①筋肉ポンプへのアプローチ
②関節ポンプへのアプローチ
③近くにある動脈の拍動へのアプローチ
④内臓の運動（飲食時の胃腸の運動）
⑤横隔膜運動
⑥呼吸運動
⑦マッサージ、リンパドレナージュ　など

つまり、リンパ管が自力で排液できずリンパ液が滞っている場合でも、①〜⑦の方法でリンパ弁膜間運動を高めれば、リンパ液を排泄することができるのです。

従来は、⑦のマッサージやリンパドレナージュで、軽い圧をかけて浅層リンパ管を活性させる方法が取られていました。なぜなら、①〜⑥の深部リンパにセラピストが直接アプローチすることは難しいと思われてきたからです。しかしそれを可能にしたのが本書でご紹介する「ディープ・リンパマッサージ」であり、リンパ排液効果は従来の10倍以上になります（詳しくは第14章で）。

第7章「リンパ液の回収メカニズム」まとめ

・真皮のリンパ流入路からリンパ液回収が始まる。
・毛細リンパ管でのリンパ液回収には、真皮の組織液増加と、皮膚の移動がある。
・リンパ弁膜間運動により、弁を持つリンパ管のリンパ液が排液される。
・リンパ管の吸引作用を増す7つの外的因子がある。

第8章

Deep Lymph Massage

リンパ液には何が入っているの？

1 リンパ負担物質とは

リンパ管が組織液から取り込む物質（リンパ液の中身）を、リンパ負担物質と呼びます。

第3章でお話ししたように、リンパ負担物質とは、静脈が回収しきれない大きなゴミや、すぐ静脈に戻しては危険な物質です。これらのリンパ負担物質は、リンパ節や脾臓などのリンパ性器官で危険な物質が排除されて、初めて静脈に流入します。

リンパ負担物質には、血液の液体成分（血漿）や細胞成分のほか、細菌や脂肪などが含まれます。

血液の液体成分（血漿）と細胞成分

リンパ負担物質に含まれる血液の液体成分（血漿）や細胞成分は、どのようなものでしょうか。

まず血液とは、比重1・06で水より少し重く、PH7・4弱アルカリ性の液体です。その量は体重の約1／13を占め、液体成分の血漿と、細胞成分から成ります。

血液が凝固しないように凝固阻止剤を加えて遠心分離すると、上層に液体成分の血漿、下層に細胞成分が分かれます。血液の容積の約55％が血漿、45％が細胞成分です。

①液体成分：血漿

・水（約90％）
・無機塩類（NaCl）（０・９％）
・有機物（タンパク質７％、糖質０・１％、脂質１％、老廃物）

②細胞成分

・白血球　・血小板　・赤血球

リンパ負担物質とは

リンパ負担物質とは、血液成分が毛細血管から組織液に拡散、濾過で移動した物質です。

赤血球は大きいので出血しなければ組織外には出ませんが、その他の物質は組織液として出てきます。

そして組織液にある①タンパク質、②水分、③細胞、④脂肪、がリンパ管に入り、リンパ液となります。

ですから、リンパ液の回収がうまくいかないと、これらのリンパ負担物質が組織液に蓄積し、浮腫という状態になります。

①タンパク質

アルブミン、グロブリン、フィブリノーゲン、免疫に関与するIgA・IgE・IgGなどがあります。

②水分

リンパ負担物質を溶かすもので、細胞外液のことです。血漿も含まれます。

③細胞

血管から浸み出してきたリンパ球、マクロファージ、顆粒球などに加え、出血で組織液に出た赤血球、ガン細胞などの病原菌、入れ墨の色素なども含まれます。

④脂肪

リンパ負担物質には、脂肪もあります。脂肪は、吸収できるリンパ管が決まっています。小腸内のリンパ管と小腸から出ているリンパ路だけが吸収することができます。

第8章「リンパ液には何が入っているの？」まとめ

・リンパ液に入っている物質を「リンパ負担物質」という。
・「リンパ負担物質」には、①タンパク質、②水分、③細胞、④脂肪、がある。

第9章

Deep Lymph Massage

血液循環

1 リンパ液と血液循環

リンパ液は、最終的に静脈に合流し、血液循環に入ります。リンパ液は、この時点で「静脈」となるのです。長い旅でしたね！

血液（静脈）となったリンパ液が、その後どのように身体を巡っていくのか、血液の循環について見てみましょう。

血液循環には、肺循環（小循環）、体循環（大循環）、そして門脈循環があります。

■血液循環

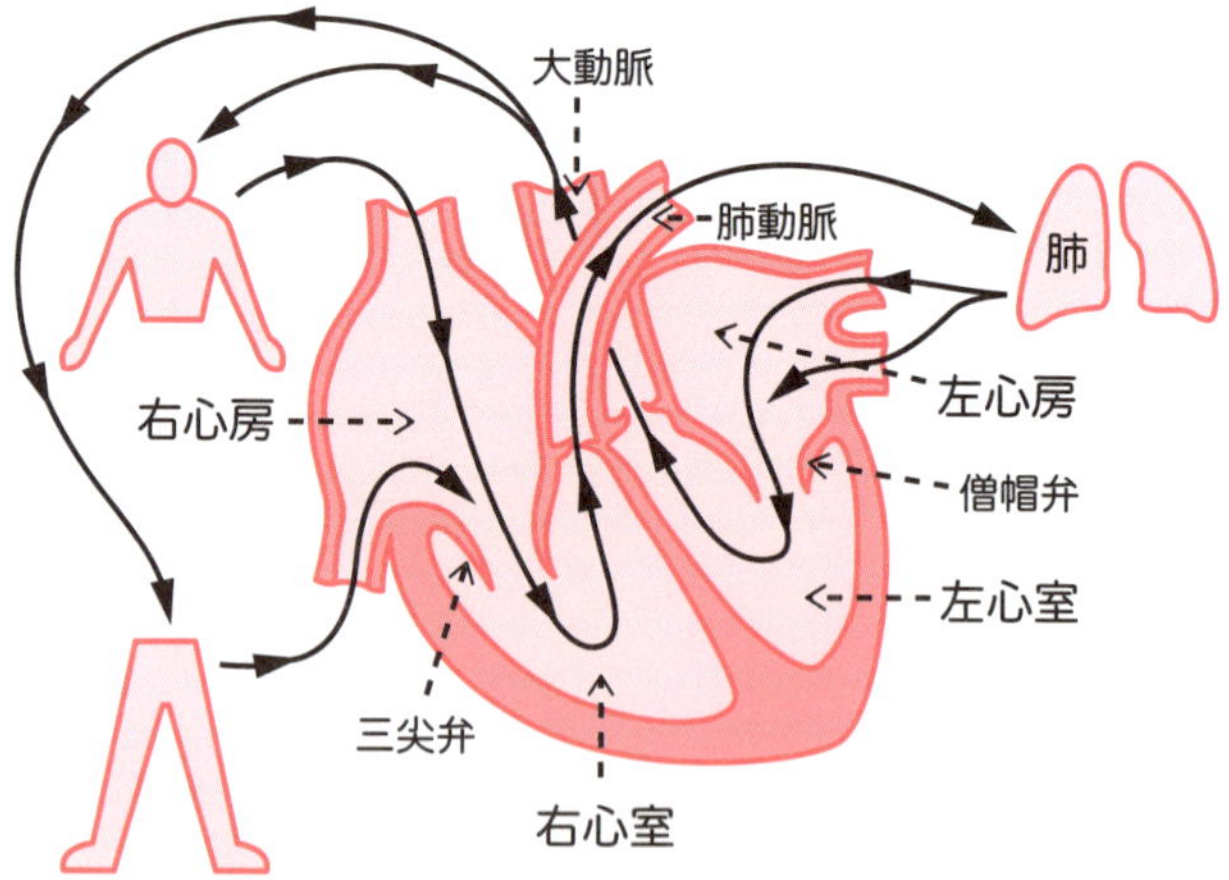

●図の左側：体循環（大循環）
●図の右側：肺循環（小循環）

参考文献：『生理学』東洋療法学校協会（編）、
佐藤優子ほか（著）（医歯薬出版）

2 体循環（大循環）、肺循環（小循環）、門脈循環

血管系は、心臓という二重のポンプを中心に、血液の運搬を行います。左心房・左心室から成る、全身に血液を送るポンプ（体循環）と、右心房・右心室から成る、肺に血液を送るポンプ（肺循環）の二重のポンプです。１回の心臓の収縮で、体循環と肺循環が同時に起こり、等量の血液が全身と肺に送られます。

体循環（大循環）

左心室からは、血液が大動脈を通って、全身に送られます。この血液は上・下大静脈から右心房に戻ります。この循環を大循環（体循環）といいます（左心室→大動脈→全身→上・下大静脈→右心房）。

では、リンパ液はこの循環のどこに入り込むのでしょうか？

リンパ液が静脈に入り込む入口は「静脈角」です。この静脈角は、鎖骨下《さこつか》静脈と内頚《ないけい》静脈が交わる所にあります。そして、左右の鎖骨下静脈と内頚静脈は合わさって上大静脈に流れるのです。つまり、リ

ンパ液は上大静脈のすぐ手前の左右の静脈角から上大静脈に流れ込みます。

また大動脈は、心臓に直結している最も太い血管で、成人の場合、直径約3㎝といわれています。大動脈はそれぞれの部位によって名前を変えながら、身体の各部位に枝分かれしていきます。たとえば、上肢では鎖骨下《さこつか》動脈→腋窩《えきか》動脈→上腕動脈→橈骨《とうこつ》動脈・尺骨《しゃっこつ》動脈となります。

肺循環（小循環）

右心室からは、肺動脈を経て、血液が肺に送られ肺静脈から左心房に入ります。これを肺循環（小循環）といいます（右心室→肺動脈→肺→肺静脈→左心房）。

肺循環は、肺でガス交換を行うための循環

■門脈循環

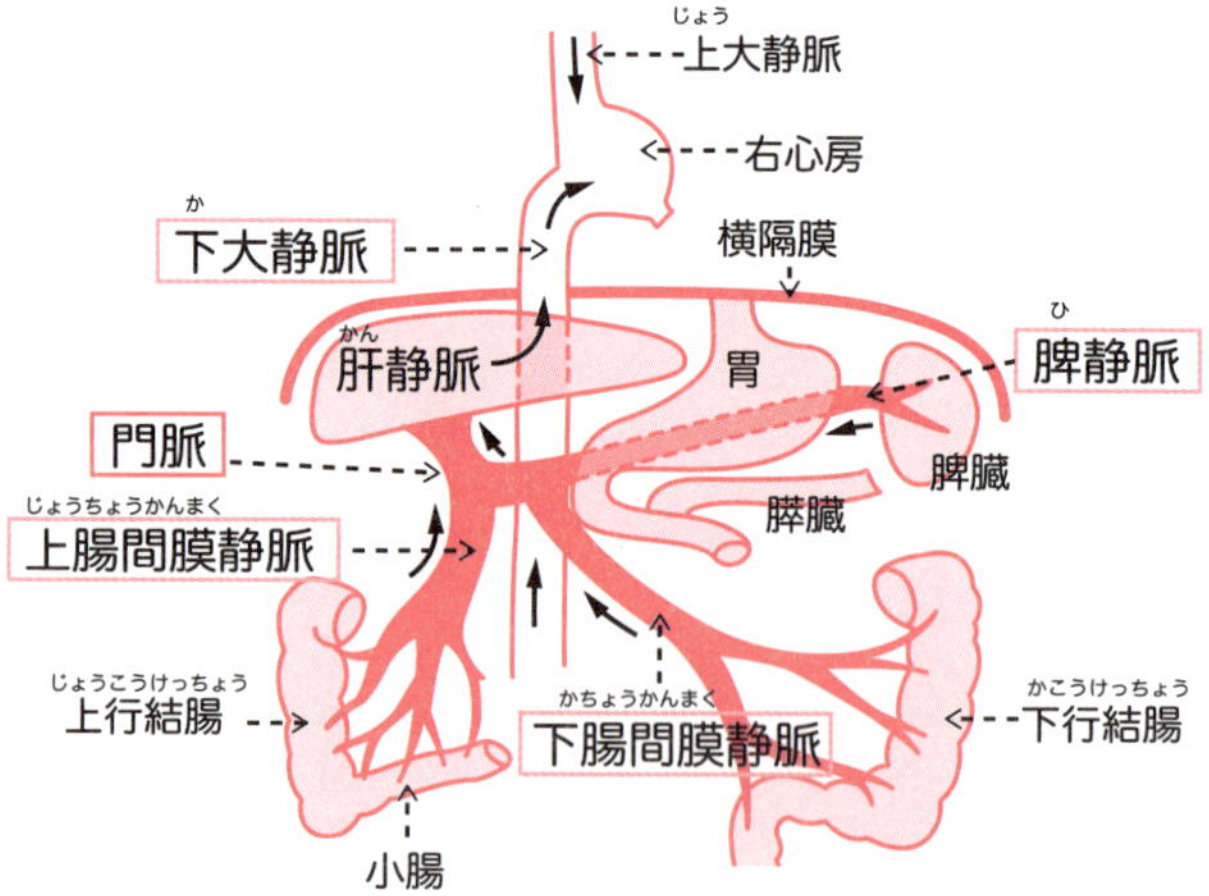

門脈とは、脾静脈、上腸間膜静脈、下腸間膜静脈の３本が合わさってできた、特別な静脈をいう

参考文献：『解剖学』東洋療法学校協会（編）、河野邦雄ほか（著）（医歯薬出版）

です。肺動脈は、右心室から起こる太い血管で、肺動脈弁（半月弁）があります。肺動脈は肺に向かうため、左右（右肺動脈、左肺動脈）に分かれます。

門脈循環

特殊な循環として、消化器系での門脈循環があります。食道下端・胃・腸・膵臓・脾臓からの静脈である脾《ひ》静脈、上腸間膜《じょうちょうかんまく》静脈、下腸間膜《かちょうかんまく》静脈の３本の主静脈は、下《か》大静脈に入らず、集まって門脈となり肝臓に流れ込みます。そして肝臓で解毒されて、肝静脈を経て下大静脈（下半身の血液を集める静脈）に入ります。この循環を門脈循環といいます（胃・腸・膵臓・脾臓→門脈→肝臓→肝静脈→下大静脈）。

肝臓は、心拍出量の20～30％の血液を受け取ります。そのうち、１／４は肝動脈から、３／４は門脈から入ります。門脈血と肝動脈血は肝臓内で合流し、肝静脈を経て下大静脈に流入します。

第9章「血液循環」まとめ

・血液循環には体循環（大循環）、肺循環（小循環）、門脈循環、がある。
・リンパ液は、静脈角から上大静脈を経て、血液の体循環に加わる。

第10章

Deep Lymph Massage

リンパ管系の循環

1 リンパ系の循環

この章では、ここまでご説明してきたリンパ管系をよりイメージしやすくなるよう、ポイントをまとめてご紹介します。

リンパ液の物語

ここでリンパ液の物語をお話しいたします。

生まれは動脈、静脈と同じ血液界なのに、大型ゴミを背負い込んだことで血液界に入れてもらえない組織液。最初は、毛細リンパ管に入り込んでリンパ液となります。リンパ液になりながら、「僕もいつかは血液界に入るんだ！」と固い決意で、毛細リンパ管から集合リンパ管、輸送リンパ管、穿孔リンパ管、そして深部リンパ管という道を通って、血液界につながる静脈角を目指します。

その道中、リンパ性器官であるリンパ節と脾臓で、背負っているゴミを浄化してもらいます。また、リンパ球と細菌などの戦いにも巻き込まれながら、必死に静脈角を目指します。その結果、ついに背負っていた大型ゴミを全て浄化し、晴れて静脈角にたどり着き、静脈となって血液界に受け入れてもらいます。

いかがでしょうか。何だかリンパが愛おしくなってきませんか？　そんなリンパについて、ここで改めて復習しておきましょう。

静脈と毛細血管に伴うリンパ管

リンパ管は一般に、太いものは静脈に、ごく細いものは毛細血管に伴って走っています。

リンパ管系には心臓のような駆動装置がないので、弁がきわめてよく発達し、リンパ弁膜間運動によってリンパの還流が行われます（第7章）。また静脈と同様、骨格筋の収縮や隣接する動脈などの拍動によっても、マッサージをされるように圧迫され、リンパ流が促進されます。

血管系が、心臓に始まり心臓に帰るという閉鎖循環であるのに対し、リンパ管系は半閉鎖循環と呼ばれています。それは、始まりがはっきりと特定できず、外からの刺激によってしか循環できないという特徴を持っているからです。主に真皮のリンパ流入路から始まり、最終的には血管系である静脈と合流するという循環路です（第7章）。リンパ管は途中何回か、リンパ節という濾過装置を経由します（第5章）。

特殊なリンパ管として、小腸の粘膜の絨毛《じゅうもう》にある、中心乳糜腔《にゅうびくう》と呼ばれる毛細リンパ管があります。腸から吸収された脂肪は血管には入らず、このリンパ管に入ります。食物を摂った後は、牛乳のように白く濁ったリンパ液がこの中を流れます。この脂肪滴を含んだリンパの集まりを、乳糜槽《にゅうびそう》と呼びます。

乳糜槽から胸椎の前面を、胸管という人体で最大のリンパ本幹が上行します。

胸管は、左右の下半身と左の上半身のリンパを集めて、左内頸《ひだりないけい》静脈と左鎖骨下《ひだりさこつか》静脈の合流部である

■リンパの流れ

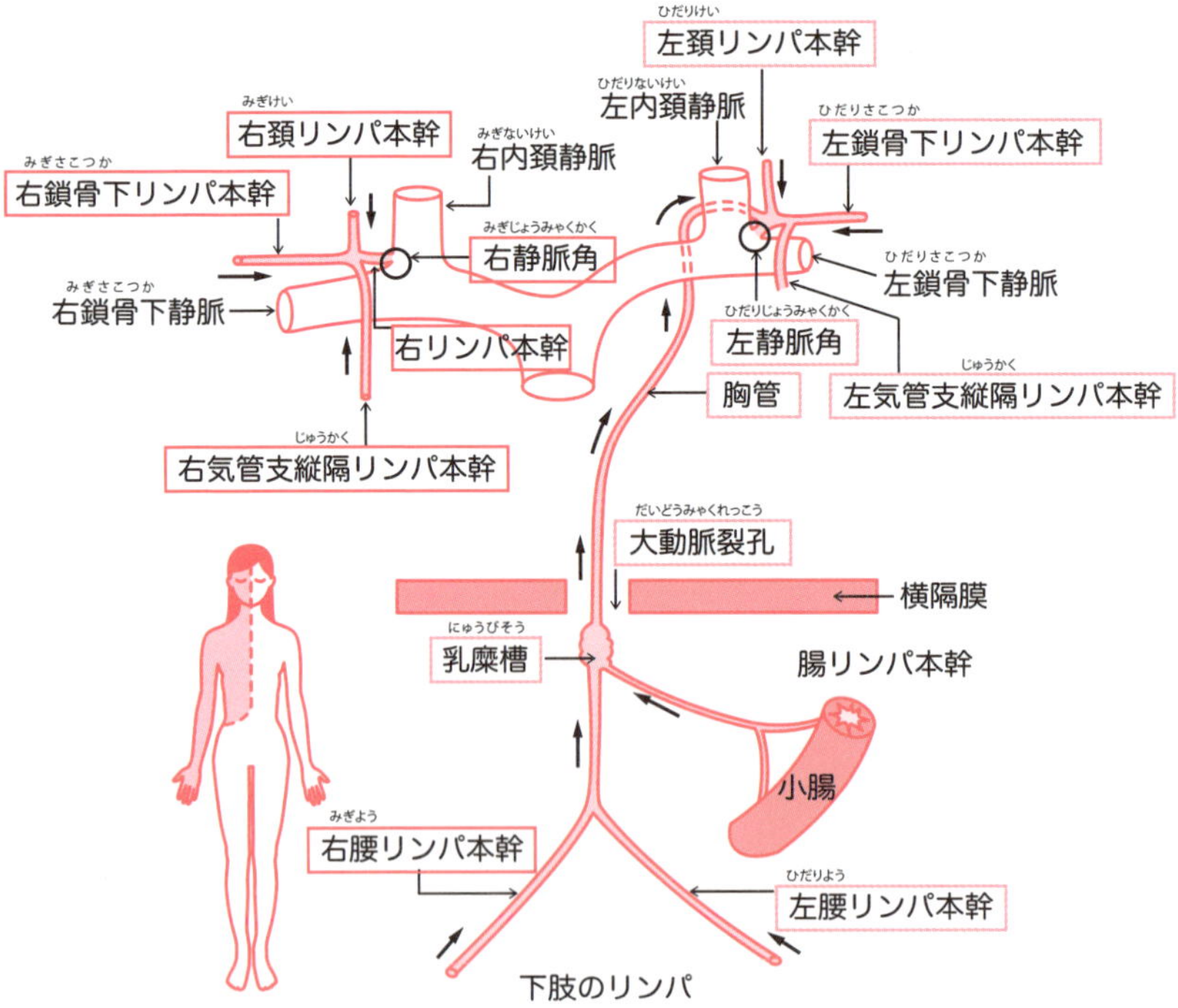

左静脈角に入ります。

それに対して右リンパ本幹は、右上半身のリンパのみを集めて、右内頸《みぎないけい》静脈と右鎖骨下《みぎさこつか》静脈の合流部である右静脈角に流入します。

リンパ系は、リンパ小節・リンパ節・扁桃・脾臓・胸腺から成り立っています。

リンパ管は脳・脊髄・骨髄以外のあらゆる組織および臓器に存在します。たとえば関節、筋肉組織、内臓あるいは皮下結合組織などに存在し、常に血管の近くに位置しています。そして最近、脳にも深部リンパがあることが発見されました。

リンパの流れは左右で異なる

リンパの流れは右と左で前頁の図のように分かれます。

また、右下の図は大まかなリンパの流れを表しています。

■左右のリンパ管

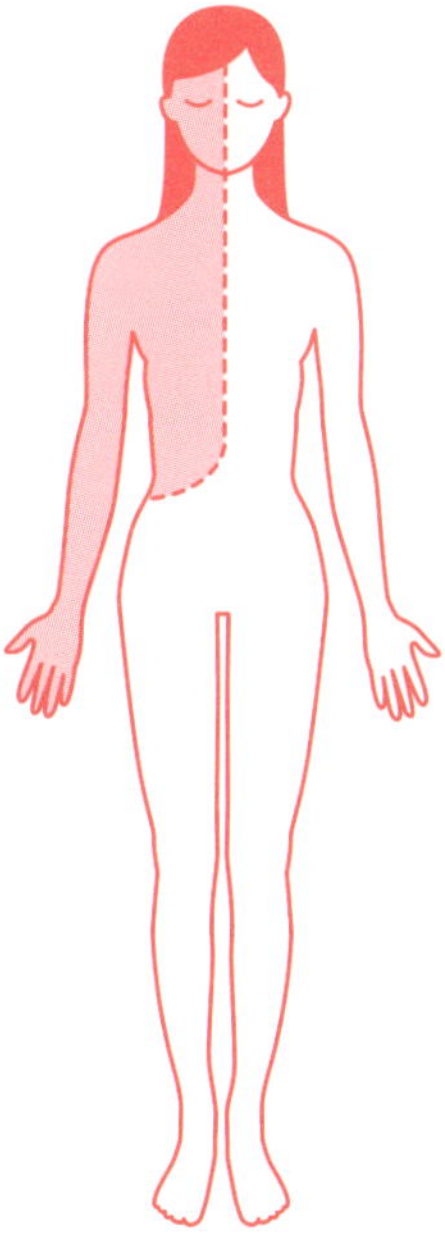
●右リンパ本幹：
右上半身のリンパのみを集めて、右静脈角に入る
●胸管：
左右の下半身と左の上半身のリンパを集めて、左静脈角に入る

まず、左のリンパですが、左下肢と骨盤内のリンパ液は、左腰《ひだりよう》リンパ本幹に集まります。右は同様にして右腰《みぎよう》リンパ本幹に集まります。そして、小腸・腹部内臓からリンパを集める腸リンパ本幹と第二腰椎の前で合流します。この合流した部分が乳糜槽《にゅうびそう》といわれる部分です。

この乳糜槽《にゅうびそう》から胸管となり、横隔膜の大動脈裂孔《だいどうみゃくれっこう》を通って胸腔に入ります。そして、上行して、左の静脈角《じょうみゃくかく》に注ぎます。

また、右のリンパは、右頸《みぎけい》リンパ本幹・右鎖骨下《みぎさこつか》リンパ本幹・右気管支縦隔《じゅうかく》リンパ本幹が集まり、右リンパ本幹となって、右静脈角《みぎじょうみゃくかく》（右胸管ともいう）に注ぎます。

胸管とともに、左頸《ひだりけい》リンパ本幹・左鎖骨下《ひだりさこつか》リンパ本幹・左気管支縦隔《じゅうかく》リンパ本幹は、それぞれ合流し、太い胸管になって左静脈角《ひだりじょうみゃくかく》に注ぎます。

第10章「リンパ管系の循環」まとめ

・リンパ管は、静脈と毛細血管に伴って走っている。
・リンパの流れは右と左で異なる。

第11章

Deep Lymph Massage

リンパの流れに影響を与えるほかの要因

1 リンパ弁膜間へ影響を与える要因

第7章でお話ししたリンパ弁膜間へ影響を与える要因について、詳しく解説したいと思います。

①筋肉ポンプ

▼筋肉の収縮や弛緩効果

筋肉が収縮すると、下図のように筋腹が太くなり、深部リンパ管を圧迫します。その結果、リンパ管内の圧力が高まり、リンパ弁膜間運動でリンパ液が心臓に向かって押し出されます。また、筋肉を弛緩させると、リンパ管内の圧力が低下し、近位の深部リンパ管と遠位の浅層のリンパ管からリンパ液が入り込みます。

特に、下半身のリンパ流では、下肢の腓腹筋が大きな役割を果たします。

■筋肉の収縮による
深部のリンパ流のメカニズム

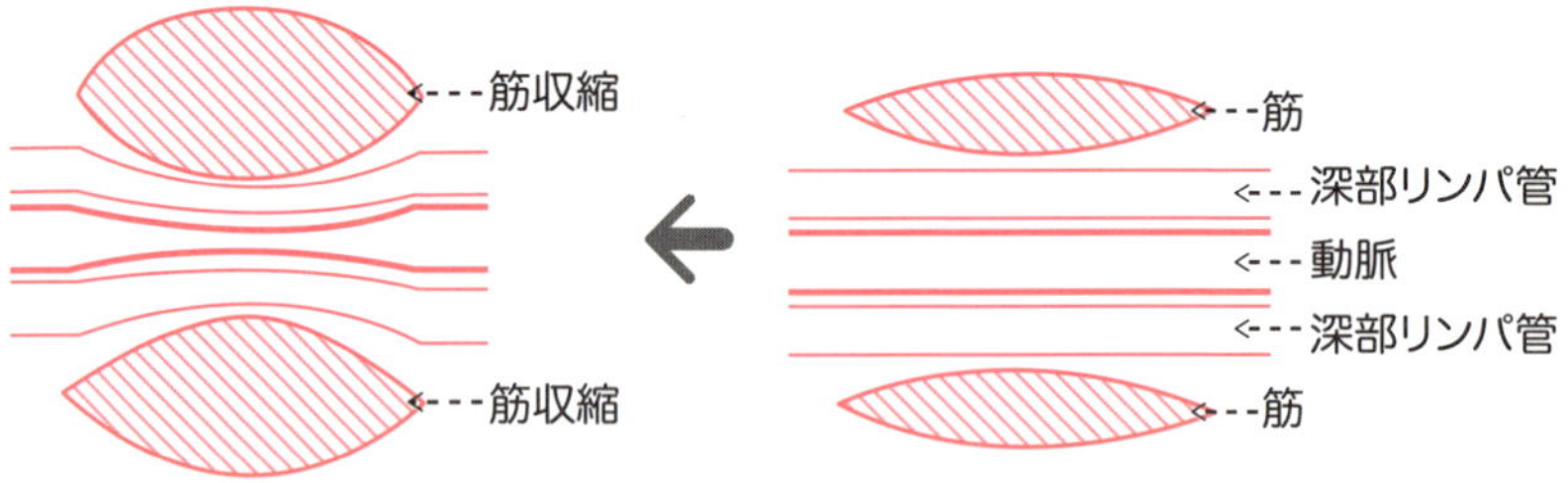

筋肉運動（筋収縮）により、動脈・静脈の血流が促進され、その結果、リンパ流も促進される

②近くにある動脈の拍動

▼リンパ管の近くにある動脈の拍動効果

深部で、動脈・静脈・深部リンパ管は、伴行静脈鞘《ばんこうじょうみゃくしょう》というサヤのような硬い結合組織に包まれています。動脈が拍動すると、伴行静脈鞘内の静脈と深部リンパ管も同時に圧迫され、リンパ流入が増します。

③関節ポンプ

▼関節の曲げ伸ばし効果

リンパ管は皮膚、筋肉、動脈などと共に存在しているため、関節を曲げることで圧縮され、リンパ液は静脈角に向かって流れ込みます。また、関節を伸展させることでリンパ管が拡張し管内が陰圧となり、近位の深部リンパ管と遠位の浅層リンパ管からリンパ液が入り込みます。この関節ポンプが効果的に働くためには、関節の柔軟性が大切です。

④内臓の運動（飲食時の胃腸の運動）

飲食時に消化管が運動することで、腹部リンパ管が活性します。腹部のリンパ管が活性することで、脂肪の排泄効果と、下肢のリンパ液が腹部に流入します。

⑤横隔膜運動と呼吸運動

呼吸運動により、横隔膜の運動が起こり、腹部と両脚のリンパ液が排液されます。

呼吸運動が行われる胸部は、リンパ管最大の胸管が静脈に流れ込む部位です。

呼吸運動で息を吸うことで、心臓付近の静脈の圧が下がり、その結果、静脈流入部である静脈角に近い胸管のリンパ液が圧の低い静脈に流れ込みます。胸管のリンパ液が静脈に流れ込むことで、胸管のリンパ液が少なくなります。その結果、腹部のリンパ液が胸管に移動します。

また、息を吐くことで、腹部が圧迫され、乳糜槽のリンパ液が胸管に移動します。その結果、乳糜槽のリンパ管に下肢からのリンパ液が流入し、リンパ流が活性します。特に、脂肪の排泄効果が高まります。

⑥浅層のリンパマッサージなど

従来から行われているリンパドレナージュと呼ばれている方法で、浅層リンパ管に働きかけます。

特に毛細リンパ管への流入を促進してリンパ液生成を促します。

毛細リンパ管のある真皮部分（皮下２㎜までの部分）を意識して、毛細リンパ管に付属している繋留フィラメントを動かすイメージで、ゆっくり一定の圧をかけます。皮膚表面をリンパ流に沿って軽擦するように皮膚を動かします。

⑦その他の要因

▼自律神経

一般にリンパ流は、深層では、動脈の拍動を促す交感神経により活性化し、副交感神経により抑制されます。しかし、真皮にある浅層の毛細リンパ管では、交感神経により末梢血管が収縮するため、交感神経で抑制し、副交感神経で活性化します。

▼温度

皮膚の表面温度が37～41℃でリンパ吸収能力が最大になるといわれています。

▼リンパ流分割線

リンパ管が少ない部分を結んだ線を、リンパ流分割線と呼びます（次頁の図の点線の部分）。リンパドレナージュを行う際には、このリンパ流分割線を考慮して施術を行う必要があります。リンパ流分割線の作用で、胸部の右側のリンパ液は全て右の腋窩リンパ節に集まり、左は全て左の腋窩リンパ節に集まります。また同様に、臍から下の部分は、左右の鼠径リンパ節に集まります。

リンパ流分割線の部分はリンパ液が流れにくく、地形に例えると山のような部分です。リンパ液は液体ですから、山を越えるよりも、山を下って川となり、リンパ節という海に流れ込むほうがずっと自然で容易いのです。リンパ流分割線を無視してリンパを流そうとすると、かえってリンパの流れが滞る現象が起きてしまいます。また、リンパ流分割線を考慮することで、少ない労力でリンパ液を排液することができます。

■浅層リンパ液の流れと分割線

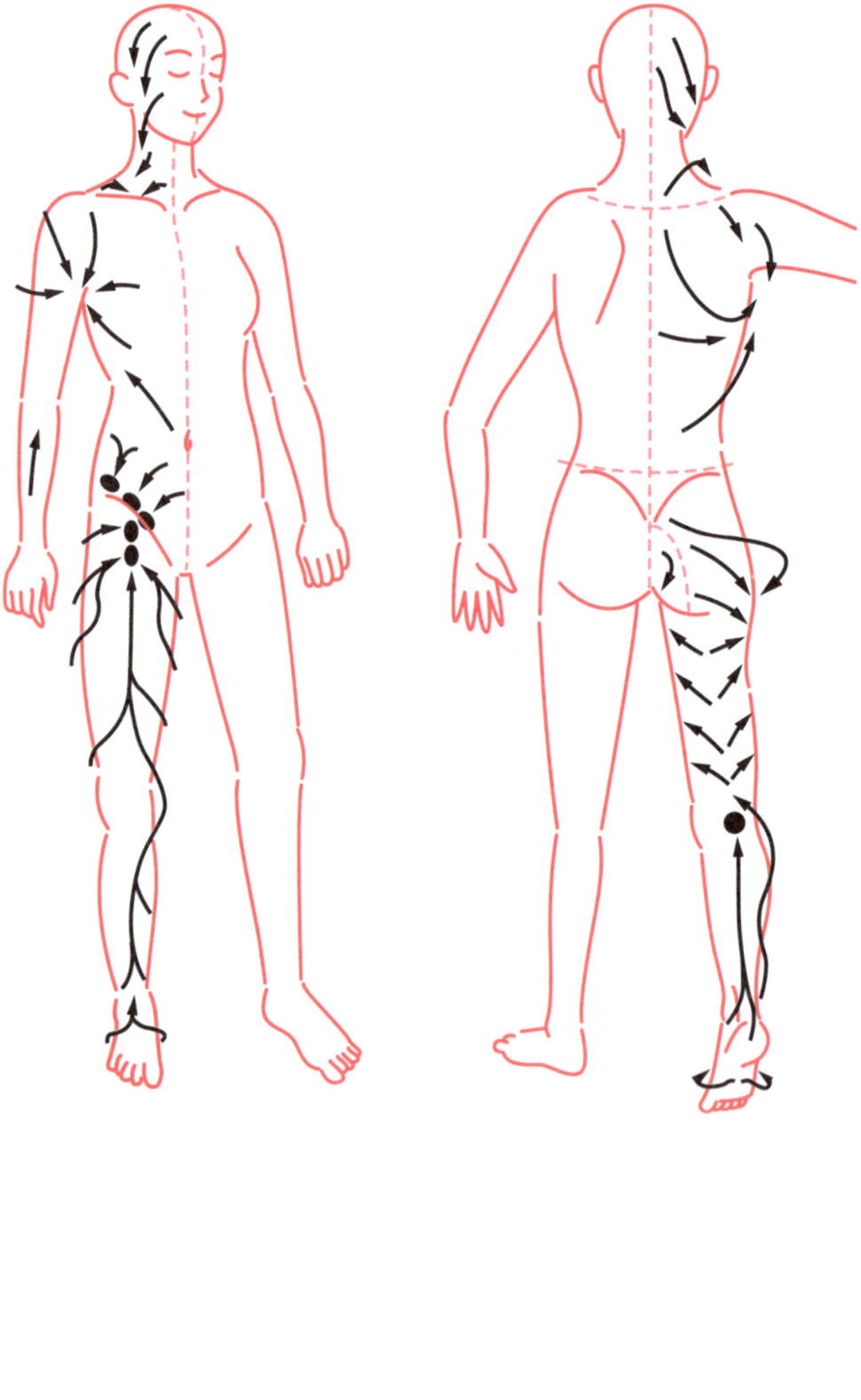

▼ストレス

リンパ液の働きの一つである免疫機構は、ホメオスターシスの3つの機構（自律神経、ホルモン、免疫）のバランスがとれていることで、正常に機能します。

ストレスがかかると、免疫機構の主役であるT細胞、B細胞、NK細胞の数が激減するといわれています。つまり、リンパ節における異物の除去作業が遅くなります。また、ストレスで自律神経が作用して末梢血管が収縮し、真皮にある毛細リンパ管のリンパ液の回収を抑制します。これが浮腫につながります。

ですから、免疫機構を正常に保ち、浮腫のない身体を保つためには、精神的な安定、ストレスのない生活を営むことが大切になります。

第11章「リンパの流れに影響を与えるほかの要因」まとめ

・リンパの流れに影響を与える要因には次のようなものがある。

①筋肉ポンプ　②動脈の拍動　③関節ポンプ
④内臓の運動　⑤横隔膜運動と呼吸運動　⑥マッサージ
⑦その他（自律神経、温度、リンパ流分割線、ストレス）

第12章

Deep Lymph Massage

浮腫について

1 浮腫とは？

浮腫とは、何らかの原因により、組織液（細胞内、細胞外）が過剰に貯留した状態をいいます。つまり、組織液に排泄された水分や物質が静脈性の毛細血管やリンパ管に回収されず、組織内に貯留した状態です（第6章）。

2 浮腫の種類

浮腫には、全身性浮腫と局所性浮腫があります。また、浮腫の成分による分類としては、蛋白性浮腫と低蛋白性浮腫があります

①全身性浮腫

▼心性浮腫（鬱血性心不全など）

心筋梗塞や心筋炎などの心疾患が原因となって起こる浮腫です。心臓疾患によって心臓の機能が低下すると、全身に血液を送る作用と心臓に血液を引き戻す力の両方が弱くなります。

第2章で「静脈は動脈にだっこちゃんのように抱きついて血液を心臓に戻してもらっている」とお話ししました。この動脈の力が弱くなるということです。そうなると、静脈血も心臓に戻れなくなります。すると、心臓に戻れない静脈血が静脈管内に溜まっていきますよね。「人身事故がありましたので、電車に遅れが出ています！」とホームに人が溢れるような状態です。

静脈血が静脈内に溜まると、静脈内の圧力が高くなります。すると連動して、静脈性の毛細血管内の圧も高くなります。そのため、組織液が静脈性の毛細血管に入れなくなります。その結果、組織液が増加します。この状態が心性浮腫です。

▼肝性浮腫（肝硬変など）

肝臓は、タンパク質の合成や貯蔵を行ったり、身体の老廃物を分解したりする大切な臓器です。肝性浮腫は、タンパク質の合成機能が低下することにより生じます。

たとえば、肝硬変でタンパク質（アルブミン）の合成ができないと、血液中のタンパク質濃度が低下します（低タンパク血漿）。タンパク質は水分を吸収する力が強く、この力で静脈性の毛細血管は組織液から水分を血管内に再吸収します。しかしこの機能が低下するので、組織液から水分を再吸収できない状態になります。これが肝性浮腫です。

慢性肝炎やアルコール肝炎などで肝臓の機能が低下しても、同じ現象が起こります。

▼腎性浮腫（ネフローゼ症候群など）

腎臓は血液の老廃物を除去したり、体内の水分の調節をしたり、電解質（ナトリウムやカリウムなど）の調整をしています。腎臓が正常に働いていれば、大切なタンパク質やブドウ糖は尿中に出ることはありません。しかし、ネフローゼ疾患などを起こすと、タンパク質が尿中に出てしまいます。その結果、低タンパク血漿となり、肝性浮腫と同様のメカニズムで、浮腫が起こります。。

また、腎臓は水分の調整も行います。この機能が低下して水分が体外へ排出できない（乏尿）状態になると、血管内に水分が増え、心性浮腫と同様に静脈圧が高まり、浮腫が生じます。

その他、次のような原因によっても全身性の浮腫が起こります。

・栄養性浮腫（低蛋白血症など）　・内分泌性浮腫（甲状腺機能低下症、月経前など）

・妊娠性浮腫（妊娠中毒など）　・薬剤性浮腫（消炎剤など）

②局所性浮腫

病気や治療後に、その部分のリンパ節やリンパ管などが破壊されて起こるものです。

▼悪性リンパ浮腫

・悪性腫瘍がリンパ節やリンパ管に浸潤し、転移し、リンパ管の輸送障害により生じるもの

▼良性リンパ浮腫

・子宮ガンや乳ガンの治療後に生じるもの
・手術や放射線照射の結果、リンパ管の通過障害を起こした結果生じるもの
・廃用性浮腫（使っていない部位に起こるもの）

3 浮腫の成分による分類

その他、蛋白性浮腫と低蛋白性浮腫があります。浮腫の部分を指で押してみて、10秒圧迫して、40秒以内に戻るような浮腫は蛋白性浮腫、へこんでなかなか戻らない場合は低蛋白性浮腫と見分けることができます。

①蛋白性浮腫

組織液のタンパク質の量が1g／dℓ以上である場合をいいます。リンパ管系に疾患があり、タンパク質を輸送できなくなっている場合や、急性炎症により毛細血管からタンパク質が組織液に出ている場合に見られます。外傷により血液が血管から流出している場合も、タンパク質の多い浮腫が見られます。

②低蛋白性浮腫

組織液のタンパク質の量が1g／dℓ以下である場合をいいます。タンパク質の少ない浮腫ができる原因は、毛細血管から水分が多く染み出る「濾過」が過剰に起こっているか、毛細血管に組織液から水分が再吸収されずにいるかです。

4 医療系資格を持たない人が施術できる浮腫の種類

医療系資格を持たない人がリンパ液排液で行える施術は、局所性浮腫の中の良性リンパ浮腫の、廃用性浮腫の分野です。その他の浮腫に対して行う場合には、医師への確認と、医師の指導が必須となります。

廃用性浮腫とは

筋肉や関節を使うことの少ない日常生活を送っていると、運動不足や冷えなどによって組織液が過剰に溜まり、廃用性浮腫が生じます。たとえば次のような不調がある方の浮腫がそれにあたります。病気による浮腫はこれに該当しません。

・病気ではないが浮腫がある

・代謝が悪い
・ダイエット効果が思うように出ない
・身体全体がだるい

健康人に行うリンパ排液施術とは

そして、クライアントが健康という前提のもとで施術できる、リンパ排液施術、それは、第11章でお話しした①～⑦の全ての要素を組み合わせて行う施術です。

健康であるということは、心臓、腎臓、肝臓やリンパ管に障害がないということで、通常10回／分のリンパ液排液回数を最大１００回／分に上昇させても、身体が問題なく排液してくれる状態です。セラピストはクライアントに対して、最初はリンパ排液回数を通常の２～３倍で行い、代謝を上げてから最終的に10倍に上昇させせます。身体の老廃物が排液されると、免疫力アップ、痩身、自律神経の安定、肌質改善、そしてストレス軽減から前向きな思考に変化していきます。セラピストは施術をする度に、毎回クライアントの驚くような心と身体の変化を体験できます。

第12章「浮腫について」まとめ

・浮腫とは、組織液（細胞内、細胞外）が過剰に貯留した状態。
・浮腫には、全身性浮腫と局所性浮腫がある。
・浮腫の成分により、蛋白性浮腫と低蛋白性浮腫がある。

第13章

Deep Lymph Massage

間違ったリンパ排液方法

この章では、リンパの流れのメカニズムを考えずに行われている、効果の期待できない療法について述べたいと思います。ここでは医療現場で行われている治療法を例に挙げていますが、サロンでのリンパ施術でも同じようなことが見られないでしょうか？　そうした例も提示しながら、お話ししたいと思います。

1 間違ったリンパ排液方法

①利尿剤の服用

利尿剤を服用すると、組織液の水分だけが排泄されてしまうので、かえって組織液内のタンパク質の濃度が上がり、老廃物やセルライトの蓄積を増大させます。特に蛋白性浮腫に対しては逆効果になります。汗を出すことを目的にしたサウナの使用も同様です。

②空気圧マッサージ機器（エアーマッサージ機）

リンパプレス機などのエアーマッサージ機は、慢性の静脈不全で起こる浮腫には効果があります。しかしリンパ浮腫の場合には、事前に「深部リンパ節開放手技」を行っていなければ、リンパ液をほかの部位に移動させるだけで、効果があまり期待できません（使用後にリンパ液が移動した部分にリンパの鬱滞が起こります）。

機器の使用や施術の後に指輪がはめられなかったり、頭痛がするなどの症状がある場合には、リンパ液を体外に排出していないということになります。

③補正下着での圧迫

締めつけの強い補正下着は、リンパプレス機と同様の状態に加え、血行障害を起こす可能性があります。リンパ液を排液するためには、まず最初に「浅層リンパ節開放」と「深部リンパ節開放」の両方のリンパ節開放手技と、分割線を考えたリンパ液の排泄を行い、それと併用して補正下着を使用すれば、きちんと効果を発揮します。

④食事療法

リンパ浮腫の発生原因はリンパの鬱滞であり、リンパ管を活性することが大切です。食事内容とはあまり関係ないため、食事療法ではリンパ液を排液することはできません。ただし、塩分は水分を引き寄せるため、控えめにしたほうがよいでしょう。また、リンパ負担物質となる脂肪の過剰摂取を控えることも大切です。過度の肥満によって、リンパ管や静脈の圧迫によるリンパの鬱滞がある場合は、医師に相談の上、食事療法と併用してリンパ液の排液法を実行してください。

⑤脂肪吸引などの外科手術

従来のリンパ浮腫の手術では、脂肪吸引のほか、リンパ誘導手術や浮腫組織切除などが行われることがありました。また、長年リンパ液が貯留して脂肪組織が蓄積している場合にも、脂肪吸引が行われることがあります。しかし、外科手術を行うと、健全なリンパ管を傷つけたり切除したりすることになり、その部分のリンパ流はますます悪化します。

手術痕がある方、また捻挫、むち打ちの経験がある方は、その部分のリンパの流れが滞りやすくなっていますので、きちんとしたカウンセリングが重要です。医師に相談してリンパ排液を行ってよいか確認することも大切です。セラピストの自己判断で施術を行わないようにしましょう。

第13章「間違ったリンパ排液方法」まとめ

・5つの間違ったリンパ排液方法

①利尿剤の服用　②空気圧マッサージ機器（エアーマッサージ機）

③補正下着での圧迫　④食事療法　⑤脂肪吸引などの外科手術

第14章

Deep Lymph Massage

ディープ・リンパマッサージの手技

1 ディープ・リンパマッサージとは

　ここまでリンパの全体像について学び、その排液メカニズムについてご理解いただけたのではないかと思います。では、具体的にどんな方法でリンパを排液したらいいのでしょうか。その方法が「ディープ・リンパマッサージ」です。

「ディープ・リンパマッサージ」は、健康な人に行うリンパマッサージです。そのためマッサージと名付けていますが、マッサージ師の資格がなくても行うことができます。しかし、リンパ排液効果がきわめて高いため、解剖学・生理学をきちんと学んでから行いましょう。

　施術対象者は、主に「廃用性浮腫」の方、あるいは前向きに人生を過ごしたい健康な方です。

「廃用性浮腫」とは、病気ではないが運動不足や冷えなどにより、リンパ液が滞っている状態をいいます。東洋医学でいう未病の状態で、自覚症状があっても検査結果には現れない状態です。症状としては、肩こり、腰が重い、冷え、身体がだるい、ダイエット効果が思うように現れない、などが挙げられます。

ディープ・リンパマッサージの特徴

ディープ・リンパマッサージは、深層のリンパに働きかけ、深層からのバキューム効果により、浅層リンパと深層リンパ、両方のリンパ液を排液する手技です。

深層リンパに働きかけるには、筋肉、神経、動脈に働きかける必要があります。つまり、次の要素の全てを考慮してリンパを流します。

・筋肉ポンプ　・関節ポンプ　・近くにある動脈の拍動
・内臓の運動（飲食時の胃腸の運動）　・横隔膜運動、呼吸運動
・マッサージ　・その他：自律神経、温度、リンパ流分割線、ストレス

また、深層リンパも含め全身のリンパ層にアプローチしてリンパを流すと、従来の浅層リンパ管のみのアプローチに比べて、流れるリンパの量は非常に多くなります（約10倍以上）。そのため、大量に排液されたリンパをすばやく体外に排出する必要があります。

2 ディープ・リンパマッサージの二大手技

ディープ・リンパマッサージは、「深部リンパ節開放」と、「フラッシュリンパマッサージ」の二大手技から成り立っています。これらの二大手技について少し解説したいと思います。

「深部リンパ節開放」とは

「深部リンパ節開放」とは、大量に排液されるリンパを体外に排出するための手技です。

「深部リンパ節開放手技」をせずに「フラッシュリンパマッサージ」を行うと、リンパ管に大量に排液された老廃物を体外に排出できない状態が起こります。たとえば、急に運動するとその後に筋肉痛やだるさ、疲れなどを感じることがありますが、これらも乳酸などの老廃物が体内に留まって起こる現象です。

この現象は、リンパ液の排液バルブである「リンパ節」が通常仕様の数しか開いていないのが原因です。浅層リンパだけの排液ならさほど問題になりませんが、フラッシュリンパマッサージは通常の10倍以上のリンパ液が流れます。そのため、リンパ節、特に深層の「深部リンパ節」を開放する必要があるのです。

お客様から「その時は楽だったのに、後で身体がだるくなった」（揉み返し）、「フェイシャルの後、頭が痛くなった」などのクレームをいただいたことはありませんか？　その理由は、上手に施術をして老廃物を患部から排液したけれど、残念ながら体外に排出されなかったということです。セラピストが、老廃物を体外に排出する技術を学んでいなかったり、生理解剖学的な考え方を知らないために起こってしまうのです。

「深部リンパ節開放手技」で、施術後の大量の老廃物を体外に排出しなければ、お客様に身体の改善を実感してもらうことはできません。また「フラッシュリンパマッサージ」と「深部リンパ節解放手技」を併用することで、施術の効果は約2～4週間持続し、お客様の満足感につながります。また、深部リンパ節開放は、セラピストが通常行っている施術の「前手技」として取り入れることができます。その結果、セラピストが行う施術の効果を、お客様により強く感じていただくことができます。

「フラッシュリンパマッサージ」とは

フラッシュリンパマッサージは、浅層・深層のリンパ層に直接働きかけてリンパを流します。その結果、身体の隅々から老廃物が排液され、同時に自律神経が調節され、身体も心も軽やかになっていきます。ターンオーバーが促され、60兆個の細胞がよみがえり、肌のハリ・弾力も増します。その鍵となるのが、「フラッシュ」という手技です。

東洋医学の免疫活性理論の応用

フラッシュ手技は、東洋医学の鍼灸理論である「侵害刺激理論」を応用しています。

侵害刺激理論とは、鍼や灸の免疫活性効果が持続する理由を生理学的に説明したものです。侵害刺激とは、「身体に異物が侵入して害を及ぼそうとしている！」と脳が感じる刺激をいいます。鍼なら刺す、灸なら熱を加えることで、侵害刺激を脳に感じさせることができます。

では、なぜ脳に侵害刺激を感じさせることが重要なのでしょうか。それは、脳が侵害刺激を感知すると、その箇所に大量の血液、特に免疫細胞を運ぶようにと命令を出すからです。

脳の命令を受けて侵害刺激の部分に免疫細胞であるT細胞、B細胞、マクロファージなどが放出されます。そして、細胞外液（組織液）を増やします。その結果、リンパ液の回収能力が増し、侵害刺激部位の老廃物が大量にリンパ管に送られます。

それだけではありません。侵害刺激による老廃物の排液効果は、侵害刺激が消えるまで、(鍼の刺し傷が治るまで、灸の熱が引くまで）続きます。これが鍼・灸の効果が持続し、免疫力がアップする理由です。

発赤を起こすことで、施術後も効果が持続

フラッシュ手技は、母指強擦で発赤をつくることで、鍼灸と同様の侵害刺激効果を起こすものです。通常の母指強擦でもリンパ排液効果はありますが、脳が侵害刺激を感知して持続的に血液を送ったり、その結果として免疫活性作用が持続する、鍼灸のような効果は期待できません。しかし、「フラッシュ手技」で発赤を起こすことで、鍼灸と同様の効果を作り出すことができるのです。なぜでしょうか？

発赤とは、脳が強擦刺激を「侵害刺激」と認識し、発赤部分に血液を大量に送っている状態です。血液が大量に送られると、その部分の血管は拡張し、皮膚表面が赤く見えます。これが発赤です。発赤部分の毛細血管は拡張して、血管外に血漿などを放出します。同時に、免疫細胞であるT細胞、B細胞、マクロファージなども放出されます。組織液が増すことで、リンパ液の回収能力も増し、その部分の老廃物がリンパ管に取り込まれます。

また、脳が侵害刺激を感じている間、つまり発赤がある間は、鍼灸の侵害刺激理論と同様に、免疫効果と老廃物排液効果を生み出すことができます。つまりセラピストは、脳に「この部分に血液

を大量に送るように！」と命令することができるのです。ですから、セルライトができている部分にフラッシュ手技を行えば、その部分の老廃物が排液されて、セルライトが解消できるということです。

フラッシュ手技における注意点

フラッシュ手技は大変有効な手技ですが、お客様の肌質や年齢によっては、内出血を起こすことがあります。

フラッシュ手技を行う部分には、セルライトなどの老廃物が蓄積しており、老廃物は毛細血管を巻き込んで肥大化しています。つまり通常でも細くもろい毛細血管が、より細くもろくなっているということです。そこに強擦手技のフラッシュ手技を加えると、毛細血管が切れて内出血を起こすことがあります。内出血は皮膚の下に血液が溜まっている状態で、長くても2週間ほどで周辺組織に吸収されて消失します。

特筆すべきは、内出血が消えるまで脳はフラッシュ部位に血液を送り続け、セルライトを排泄し続けるということです。つまり、身体が勝手にセルライトを排泄し続けてくれるのです。

しかし、お客様にとって内出血は不安なものです。問診時に内出血の可能性、どのようなメカニズムで起こるのか、どのように消失し、期間はどれくらいかなどをご説明し、納得していただいてから施術を行うようにします。

また、施術直後、お客様の体調や肌の状態を確認します。また後日、身体や肌の変化がないかを再度確認しましょう。お客様の立場に立ってアドバイスし、不安を与えないことが大切です。

内出血は必ず起こるものではありませんが、皮膚の薄い方（ハリのない方）や老廃物の多い方に起こる場合があります。しかし、施術を受けて老廃物が排出されていくと、頻度は減少し、最終的に内出血は起こらなくなります。

3 ディープ・リンパマッサージの全体像

それではいよいよ、「深部リンパ節開放」と、「フラッシュリンパマッサージ」の複合療法である、「ディープ・リンパマッサージ」についてご説明していきたいと思います。次の 1 が深部リンパ節開放手技、2 ～ 7 がフラッシュリンパマッサージ手技の内容です。

1 深部リンパ節開放手技……浅層・深層からのリンパ液を体外にスムーズに排出するための手技(排液効果は通常のリンパマッサージの10倍以上)。把握圧迫、運動法、ストレッチなどを組み合わせて行う。

2 筋肉の起始停止への手技……筋肉を弛緩させ、筋肉ポンプ効果と筋肉内の動脈の拍動を高める。また、筋肉の起始停止部が関節部と一致することもあり、関節へのポンプ効果も加わる。その結果、リンパ排液が増す。

3 筋膜への手技……筋膜にアプローチすることで、筋肉全体に作用する。その結果、筋肉ポンプ、動脈の拍動効果が増し、深部のリンパ排液が増す。

4 フラッシュ手技……末梢神経に刺激を与え、脳へ侵害刺激を認識させ、排液効果と免疫効果を持続させる。

5 リンパ流分割線を考慮した軽擦……浅層のリンパ液は「リンパ流分割線」を避けて流れる。リンパ流分割線を考慮して皮膚を動かすことで、効率よくリンパ液を流すことができる。

6 バンデージ手技……筋全体にバンデージ圧をかけることで、皮膚の浅層リンパ管と、皮下の深部リンパ管の筋収縮、動脈拍動が高まり、浅層・深層の血流とリンパ流が増す。

7 温熱療法……リンパの排液が最も高くなる表面温度（37～41℃）を保ち、リンパの排液を高める。

ディープ・リンパマッサージの流れ

ディープ・リンパマッサージの一連の流れをご紹介します。家庭のゴミ処理にたとえて図示します。最初に深部リンパ節を開放することから始めます（工程1）。

1

ホコリやゴミ出しに備え、
掃除前に家のドアを開ける

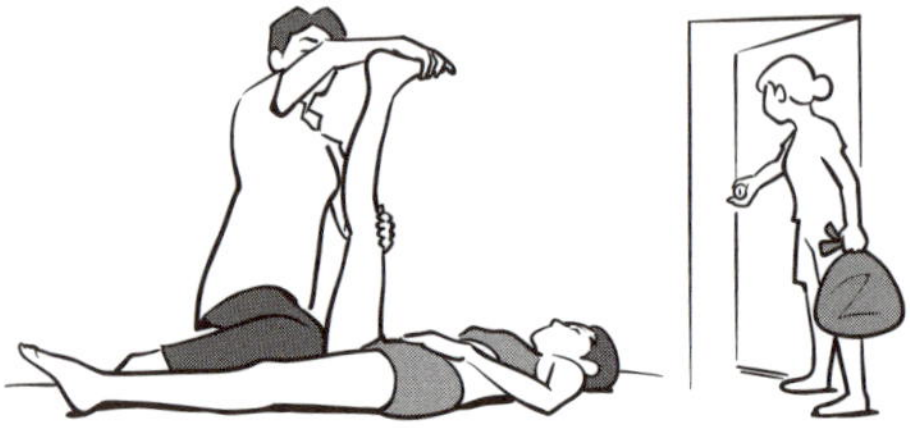

深部リンパ節開放

一般的なリンパドレナージュの10倍以上のリンパ排液を、体外にすばやく排出するために行う、深部のリンパ節開放手技。高速道路の料金所を全て開放して、渋滞をなくすイメージ。

2

家具をどかし、かたまったゴミを
片付けて、掃除しやすくする

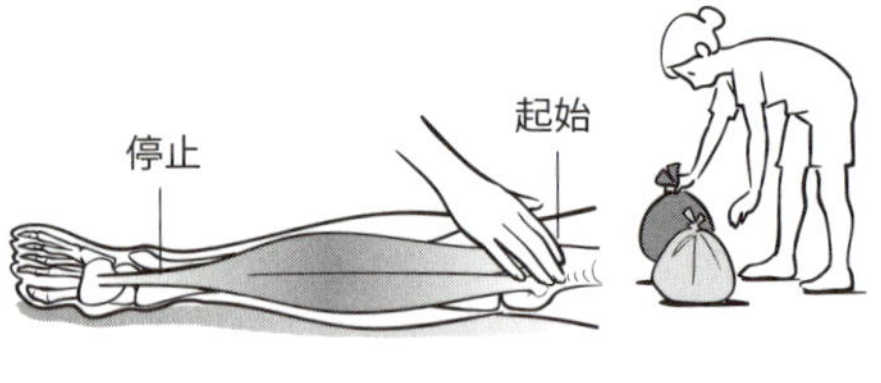

筋肉の起始・停止を刺激

筋肉の起始・停止、大転子など関節回り、腱などをよくほぐす。それにより、ピンと張っていた筋肉がゆるむ。母指による強擦などを行う。

3

カーペットや畳などに、掃除機を
強く押し付けて、ゴミを吸う

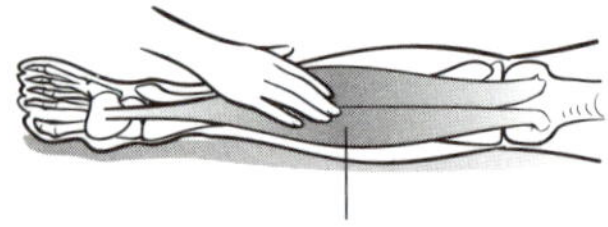

筋膜への母指強擦と四指揉捏

筋膜（筋肉）の表面や筋肉の中には、ゴミが詰まっている。②で筋肉のハリをゆるめた後に、母指でリンパ節に向かうように、筋肉の表面を強擦する。筋膜刺激として揉捏も行う。

4

頑固な汚れを
集中して取り除く

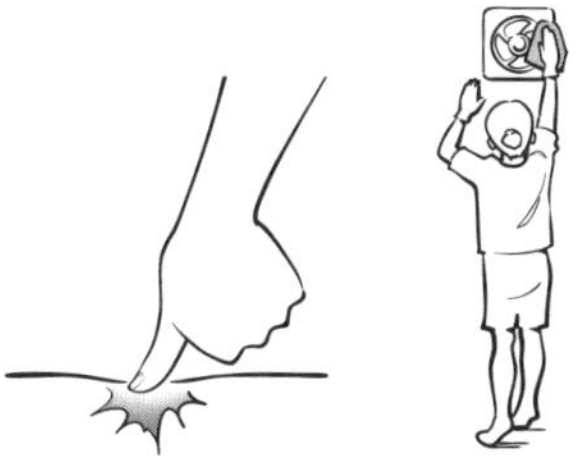

フラッシュ刺激をする

プヨプヨしたセルライトの部分や固い部分などにフラッシュを行う。最初は母指で強圧、次に強擦を行って発赤を起こす。脳がこの位置を認識し、変調を解決するために血液を送ると、血流が促進され、老廃物が流れやすくなる。

5

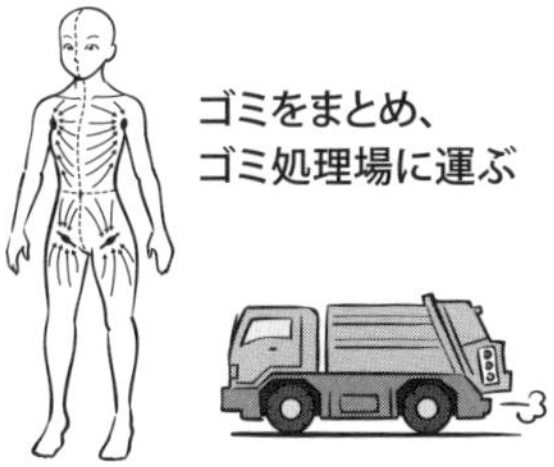

リンパ流分割線を考慮した軽擦

リンパ液は、流れる方向が決まっている。ただリンパ節に向かって手を動かしゴミを流すのではなく、分割線に基づいて手を動かす。それを間違えると、リンパ液が逆流することもあるので注意すること。

6

出したゴミが、ゴミ処理場の
ラインに流れる

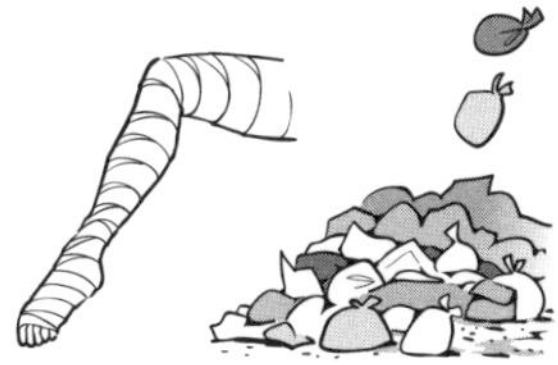

バンデージ手技

バンデージを巻き、筋肉の収縮と動脈の拍動を高め、深層リンパ管への吸引を促進する。家の中にあったゴミが、地区や集合住宅の家庭ゴミ集積場を通ることなく、ダイレクトにゴミ処理場に運ばれるようなイメージ。

7

温めることでゴミ処理能力
さらにアップ

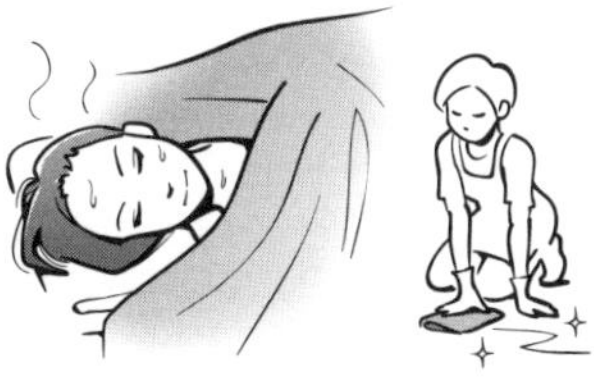

温熱療法（浅層リンパ）

バンデージと温熱療法を併用。リンパ液が最も流れる表面温度は37～41℃。全身を温めることで、浅層、深層のリンパが活発に流れ、汗が出て汗腺の汚れも排泄される。

深部リンパ節開放で理解しておきたいこと

　リンパ節開放には、浅層にアプローチする方法と深層にアプローチする方法の2種類があります。浅層リンパ節開放は、従来のリンパドレナージュで行われてきた方法で、表層に少し圧を加えてリンパ節へ向けてゆっくりと皮膚を動かします。

　それに対して、深部リンパ節開放は、深層リンパ管に関与する筋肉・神経・動脈の拍動に働きかけて、深部のリンパ節を活性させます。ストレッチや筋肉の起始停止、筋腹へのアプローチ、そして呼吸筋へのアプローチによって、深部リンパ節を開放することで、リンパは通常の10倍以上、体外に排出されます。

　下図でもおわかりのように、浅層リンパ管は表皮と筋膜の間に位置し、深層リンパ管は筋膜下に位置

■リンパ管の位置関係

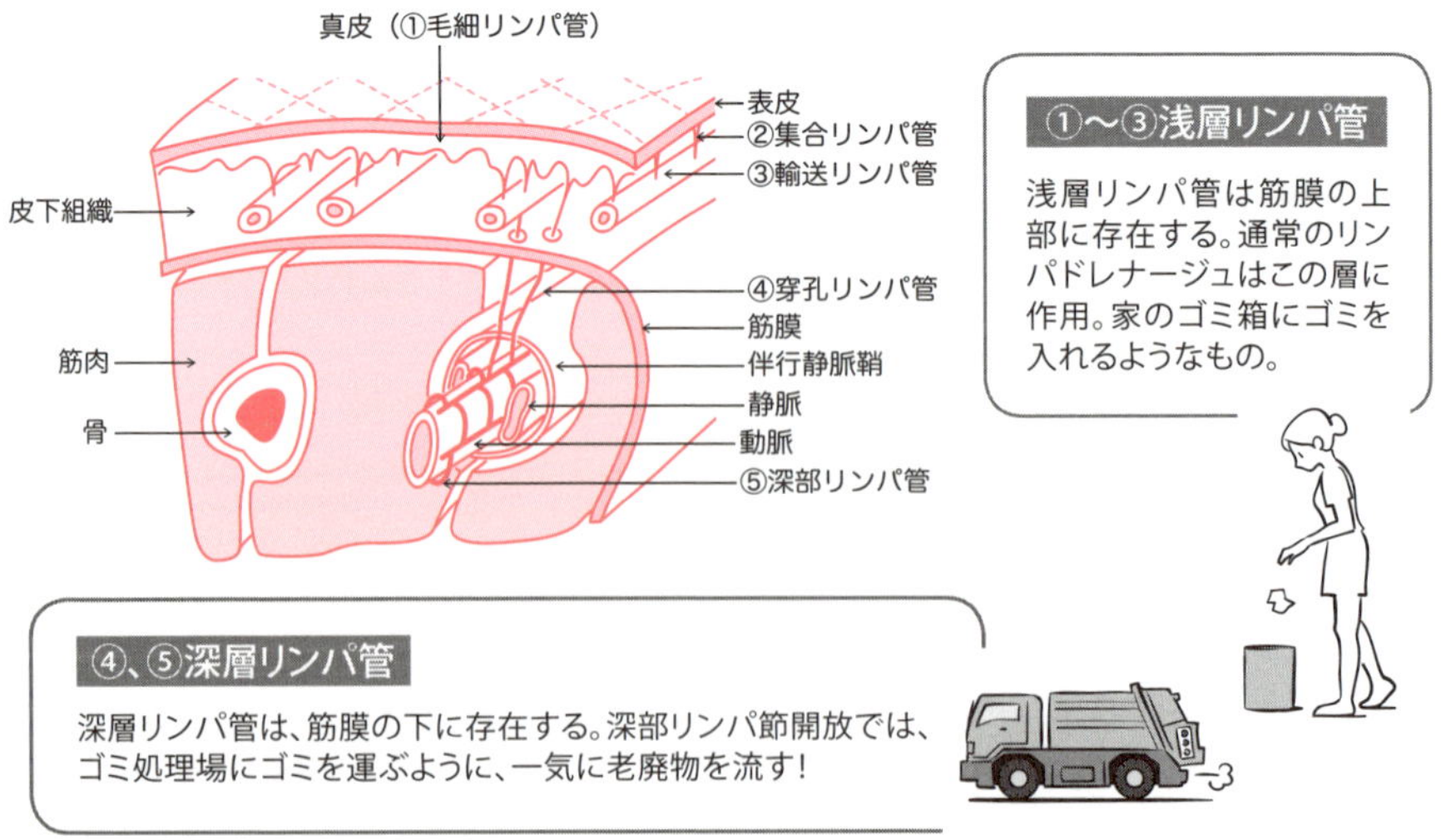

しています。そして、浅層と深層を連絡しているのが④穿孔リンパ管です。

リンパ液が運ばれるルートは、下図の矢印ように2つあります。

④穿孔リンパ管は、②集合リンパ管と③輸送リンパ管の両方と深部リンパ管との間に連絡路を持っています。そのため、⑤深部リンパ管が活性すると、④穿孔リンパ管も活性され、②集合リンパ管と③輸送リンパ管のリンパ液が、④穿孔リンパ管を経由して、⑤深部リンパ管に一気に流れ込みます。

⑤深部リンパ管は、動脈の拍動や筋肉の収縮により、強力にリンパを吸引します。ここでのリンパ液の流れは高速道路のようなものです。

■リンパ液が運ばれるルート

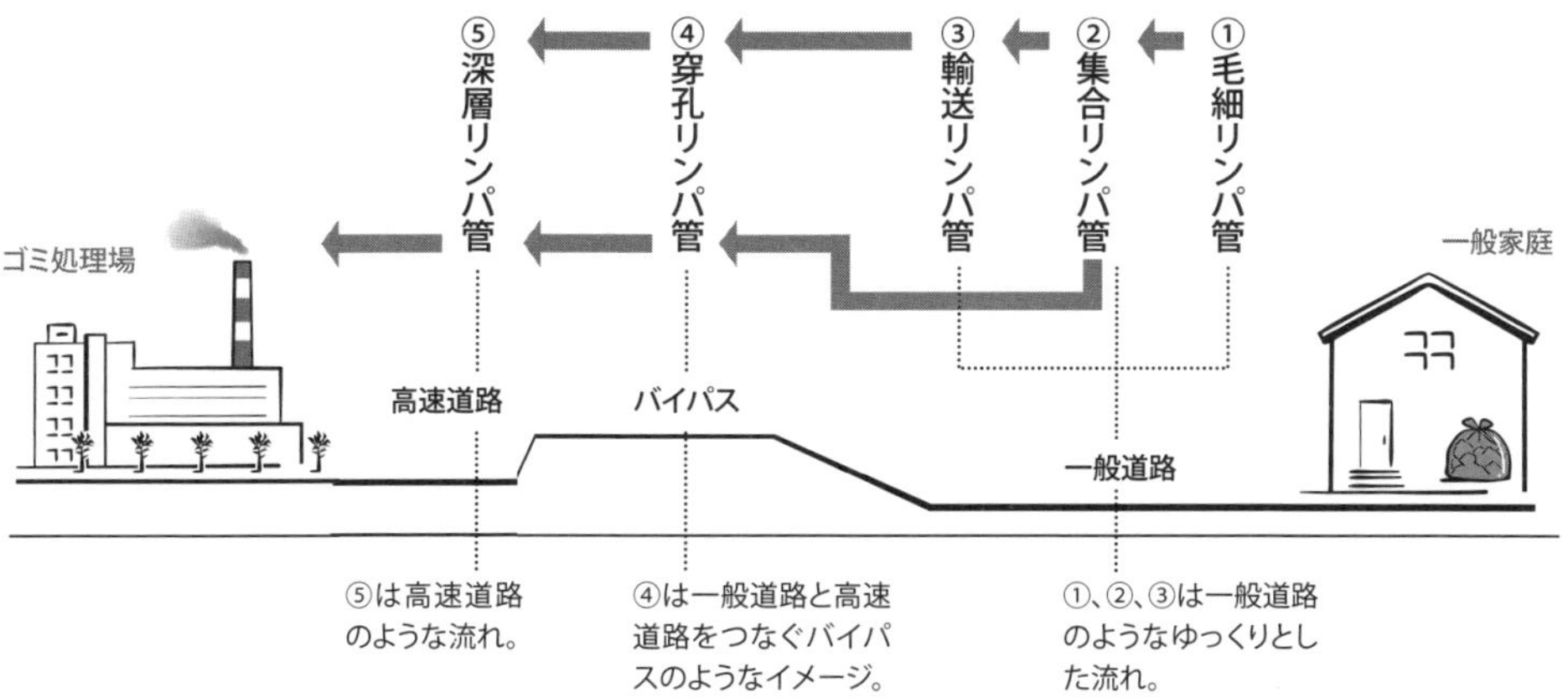

4 ディープ・リンパマッサージを行うにあたって

それでは、実際にディープマッサージを行う際の基礎的な知識からお伝えしていきたいと思います。

事前に確認しておくこと

▼立ち位置

・ベッドから半歩離れた位置に立ちます。

▼ベッドの高さの調整

・クライアントの身体の厚みにより、ベッドに手掌全体をつけた状態から握りこぶしをつけた状態の間で、ベッドの高さを調節します。

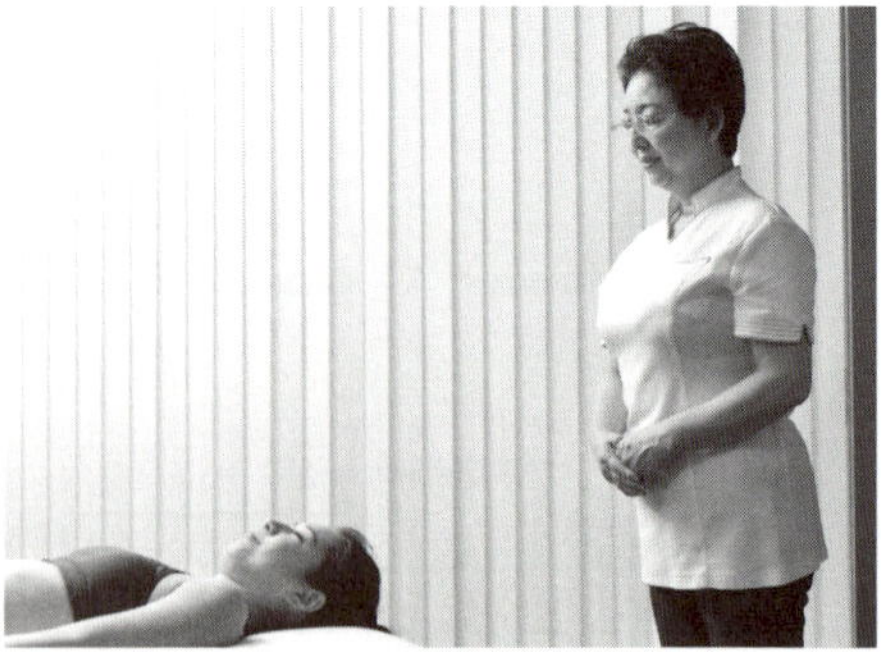

立ち位置

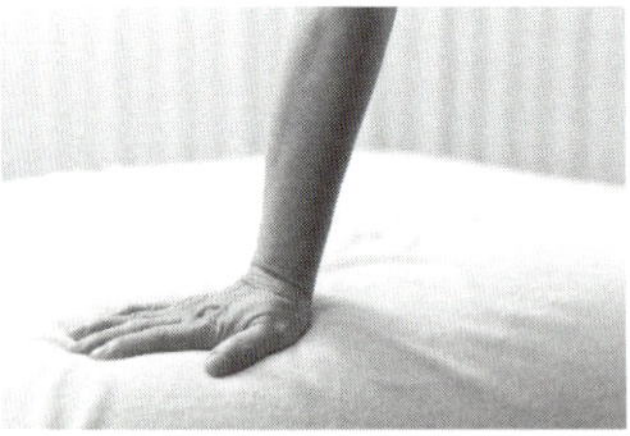

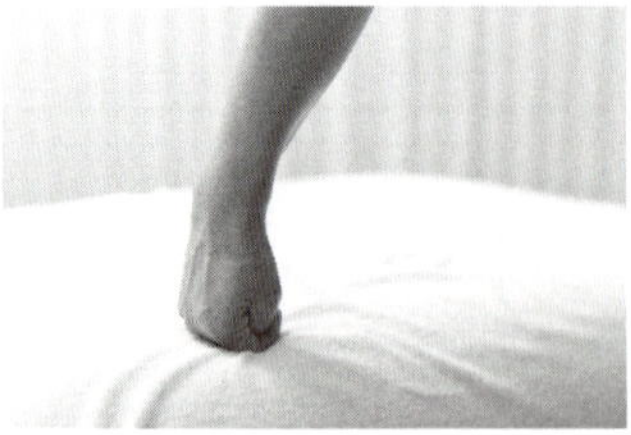

ベッドの高さの調整

施術時に気をつけること

▼クライアントに接する際に

・クライアントの身体に触れる前には、お客様に対して愛情と尊敬の念を持って、「よろしくお願い致します」とお声かけします。肩の力を抜いて下腹部に力を入れ、お客様に集中しましょう。

・クライアントの身体に直接触れて不快感のないように、爪や手のお手入れを細部までしっかりと行いましょう。

▼施術姿勢

・お臍の下（丹田）から力を入れるイメージで行います。

・腕の力ではなく、身体全体で施術しましょう。腕を伸ばすのがポイントです。

・NG：腰や背中を丸めたりしないように注意しましょう。

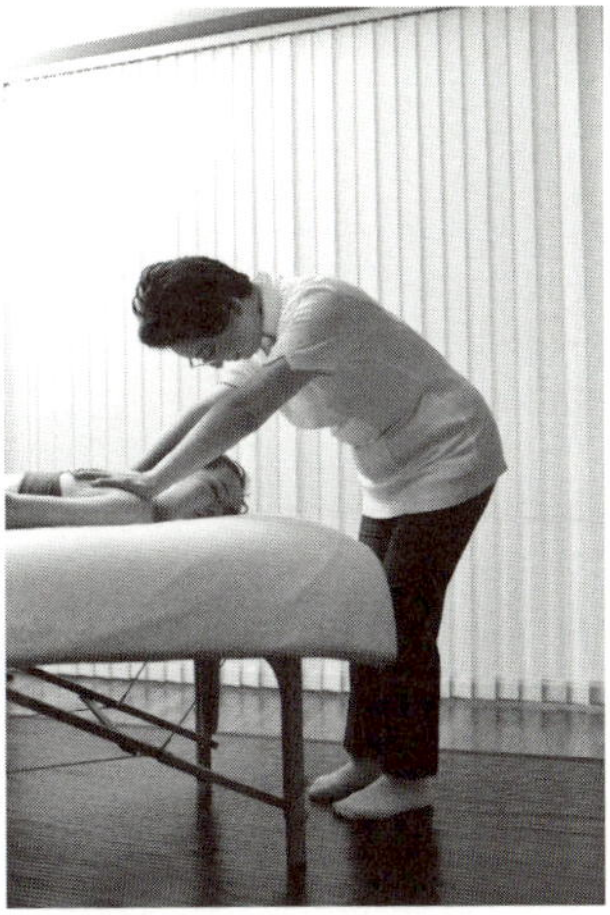

×NG

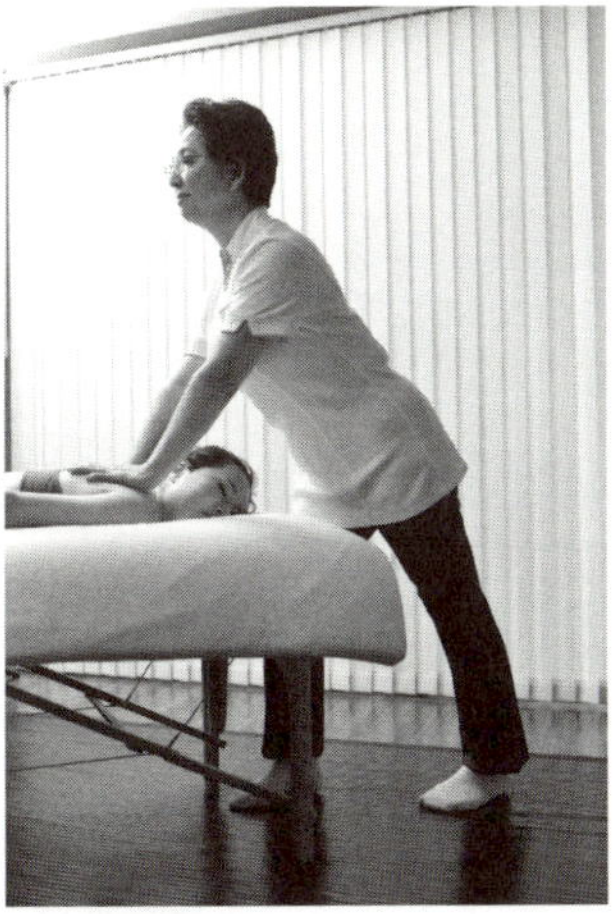

施術姿勢

▼骨のキワなどの施術

・腰や肩などの施術時には、骨盤や肩甲骨などを少し浮かせるようにして、手が入りやすい状態をつくります。

ディープ・リンパマッサージの商材

・タオル、ボディーオイル、バンデージを使います（本書ではバンデージ手技については紹介していません）。

※ディープ・リンパマッサージは筋肉・神経・動脈の拍動に働きかけ、身体の深部から老廃物を集めます。集められた大量の老廃物は肝臓・心臓を巡り、腎臓で尿、汗腺で汗となって排泄されます。心臓・腎臓・肝臓に何らかの疾病のある方は、大量に排泄される老廃物の処理を行う能力が低いため、決して行わないようにしてください。

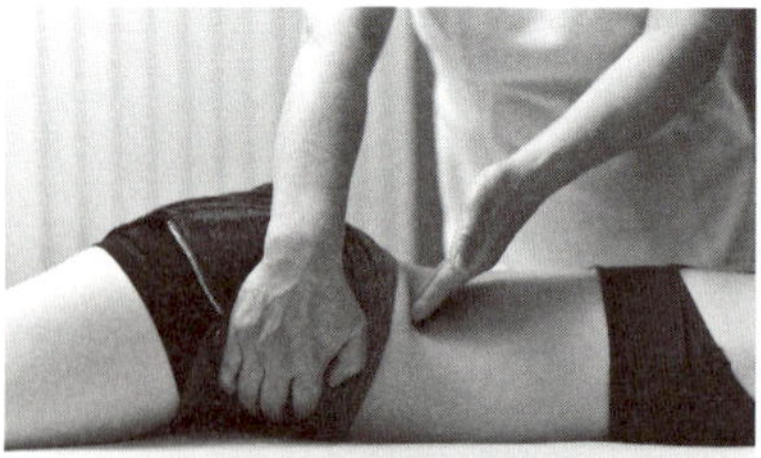

骨のキワなどの施術

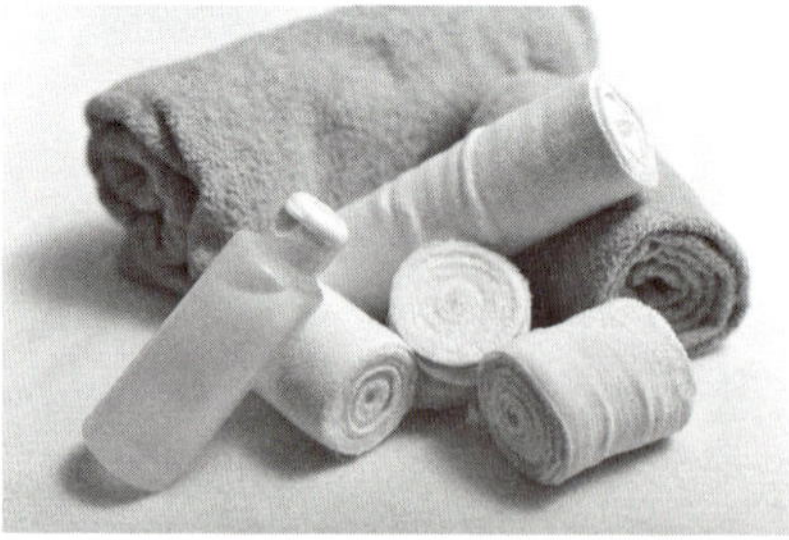

Deep Lymph Massage

5 ディープ・リンパマッサージの基本手技

ディープ・リンパマッサージで用いる基本手技は、次のようなものです。どの手技も強い力で行うと痛みを伴うことがあります。お声かけをすると同時に、常にクライアントのお顔や身体の状態を観察しながら、力を加減していきます。

①手掌軽擦

両手の力を抜き、指先から手根まで全て同じ圧でクライアントに密着するようにします。施術の最初と最後に行います。また、手掌軽擦は、表層のリンパ排液にも効果的です。セラピストは軽擦をしながら、クライアントの筋肉のハリ、冷え、凝り、セルライトなども観察します。写真は大腿部後面へのアプローチ。

②四指軽擦、四指強擦

四指全体あるいは四指頭などを使い分けます。手掌よりも細か

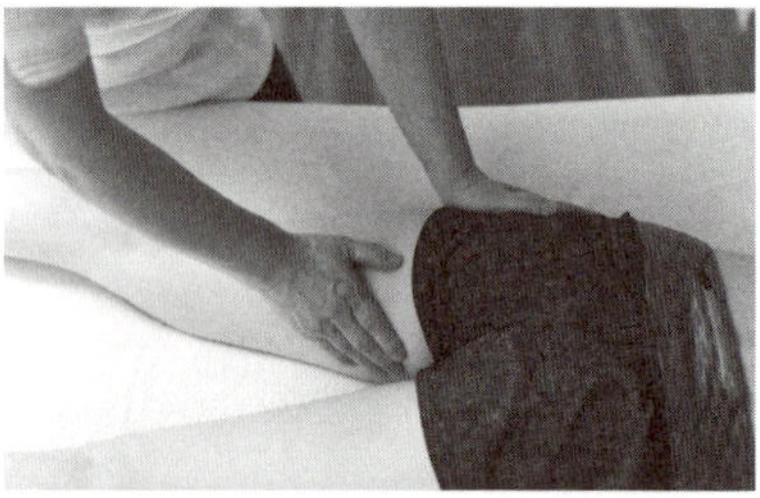

①手掌軽擦

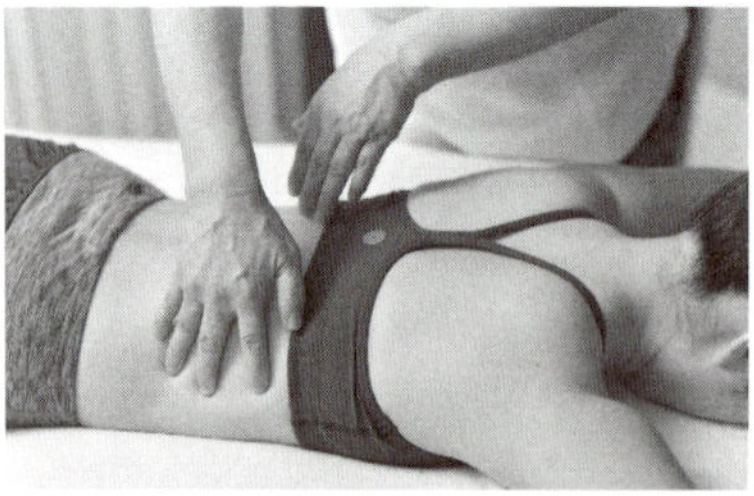

②四指軽擦

い部位、あるいは胸椎・肋骨のキワ、腸骨などの部位に対して用います。母指よりも広範囲にリンパや血管にアプローチできます。写真は肋間筋へのアプローチ。

③母指強擦

母指腹全体あるいは母指頭など、施術部位によって母指の使用部位を使い分けます。筋肉、骨のキワなど、四指よりも深く入るため、凝りや詰まりのある箇所に対して、フラッシュ手技などに用います。写真は脛骨内側縁へのアプローチ。

④手掌圧迫

手掌全体を使い、垂直に圧迫する手技。筋肉の起始・停止部など、骨と腱の付着部などに行います。腱に働きかけ、筋肉全体をゆるめる効果があります。また、広い部位に対して同時に圧をかけることができます。手の力だけで行わず、体重全体を手掌に平均にかけるようにします。強い力で行ってはいけません。写真は腹部へのアプローチ。

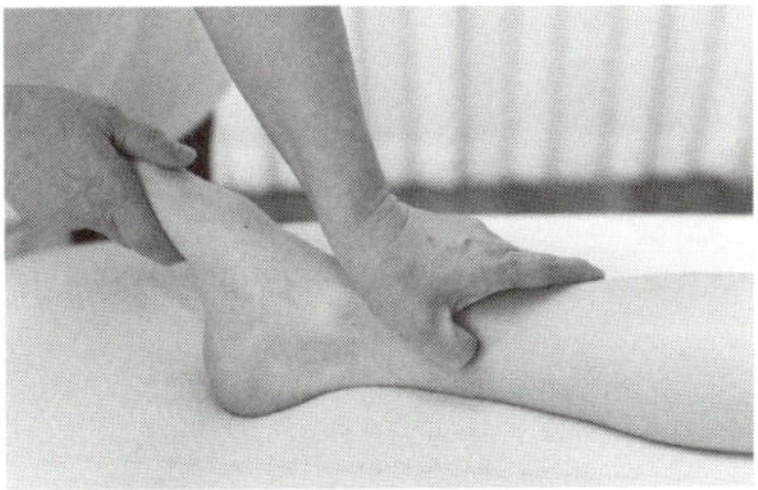
③母指強擦

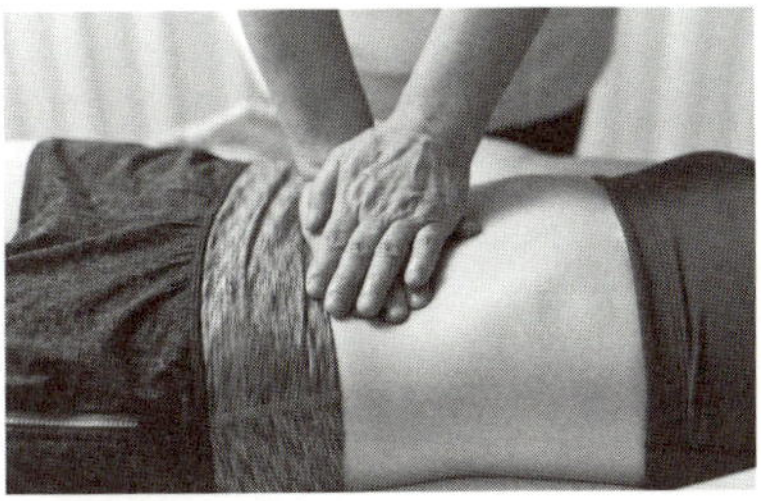
④手掌圧迫

⑤四指圧迫

四指を使って圧迫する方法です。腸骨、肩甲骨など大きな骨を広くとらえた手技に用います。指だけで圧迫するのではなく、身体全体を使って行います。写真は四指頭での肋骨弓へのアプローチ。

⑥母指圧迫

筋肉あるいはツボ押し時に1点を圧迫します。垂直圧および持続圧（約3秒）を基本とし、筋肉の抵抗を感じながらゆっくりと集中して行います。

⑦把握揉捏

母指と四指で筋肉全体を把握した状態で、ゆっくり揉捏を行います。下肢や腋窩の深部リンパ節開放などの部分に用います。血管、リンパ管、筋肉に、同時にアプローチできます。写真は腋窩へのアプローチ。

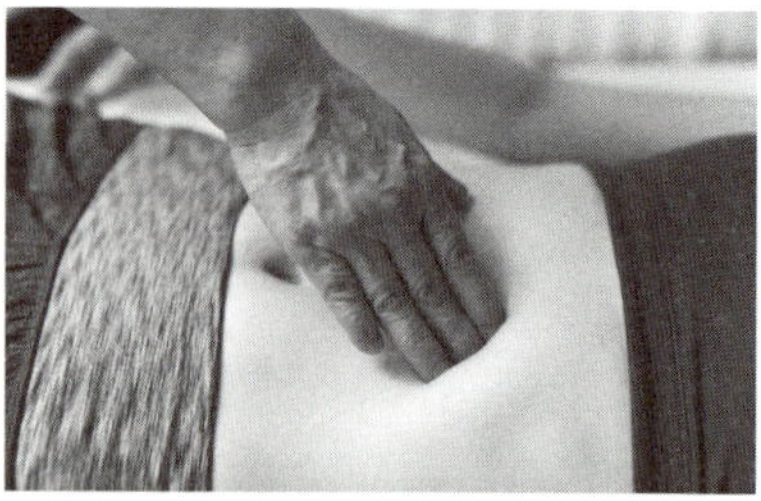

⑤四指圧迫

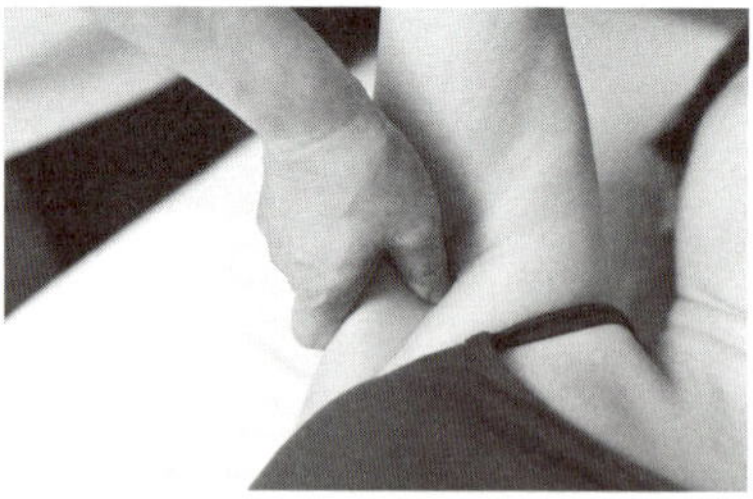

⑦把握揉捏

⑧把握運動法

筋肉を把握した状態で運動法を行います。把握した状態でクライアントに運動を行ってもらうことで、筋肉の血流とリンパ流が一気に増します。写真は三角筋を把握した状態で、腕を肩より高く挙げる運動法を行っている状態です（水平位より挙上）。

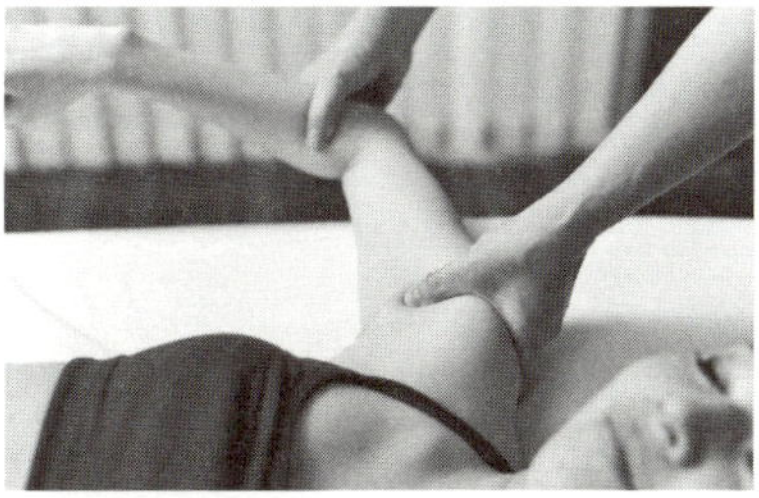

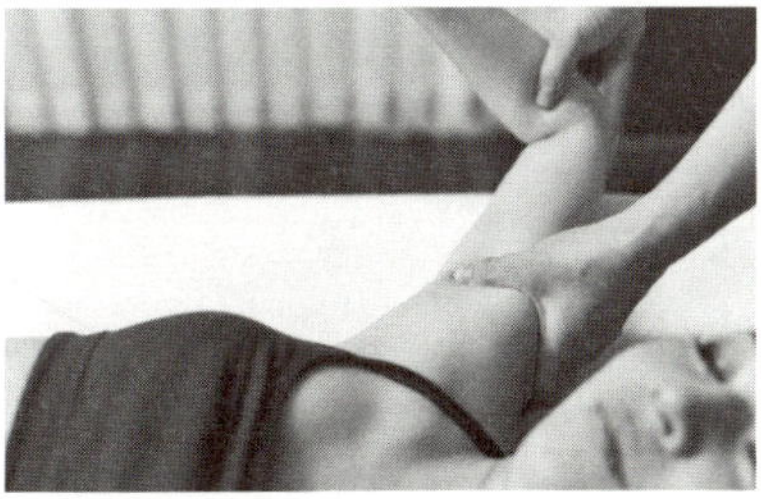

⑧把握運動法

6 深部リンパ節開放手技

それでは、ディープ・リンパマッサージにおける深部リンパ節開放手技から解説します。

深部リンパ節開放手技でアプローチする部位

深部リンパ節に流入しているリンパ管にアプローチします。その手段として、リンパ節に関与している筋の圧迫や、ストレッチを行います。心臓に近い主なリンパ節部位から開放していきます。

仰臥位

①頚部・頭部の深部リンパ節の開放　②腋窩リンパ節の開放
③腹部リンパ節の開放　④鼠径リンパ節の解放（臀部・下肢のリンパ）

伏臥位

①腋窩リンパ節の解放（肩甲骨の周囲）　②鼠径リンパ節の解放（腰部リンパ）
③鼠径リンパ節の解放（下肢のリンパ）

■深部リンパ節開放手技でアプローチする部位

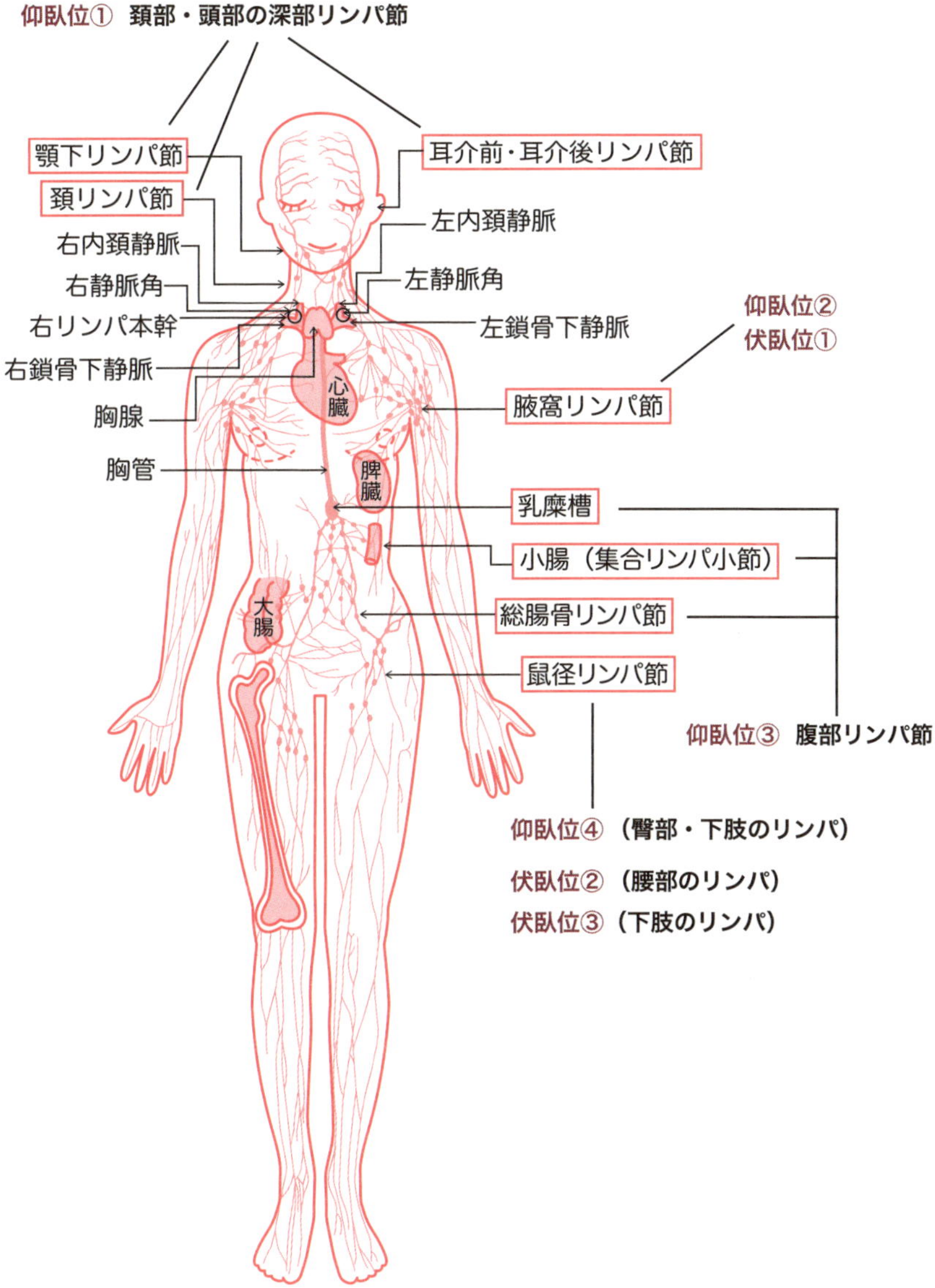

全身施術で深部リンパ節を開放する場合の手順

全身施術の場合、心臓に近い部位から深部リンパ節開放を行います。つまり、頚部・頭部↓腋窩（肩甲部も含む）↓腹部↓腰部・臀部↓下肢の順で行います。

部分施術で深部リンパ節を開放する場合の手順

部分的な施術の場合は、リンパ液の走行を考慮して、必要な部分のリンパ節は全て開放します。

①下肢施術の場合

腋窩（肩甲部も含む）↓腹部↓腰部・臀部↓下肢の順で、頚部を除いて、ほぼ全身の深部リンパ節を開放してから、下肢のディープ・リンパマッサージを行います。下肢だけの深部リンパ節開放では、リンパ液が下肢から上行して心臓に戻るまでに、各リンパ節でリンパ液の鬱滞を起こしてしまい、効果的にリンパ排液が行われないからです。

②お顔の施術の場合

頚部・頭部↓腋窩（肩甲部も含む）の深部リンパ節開放の施術後にディープ・リンパマッサージを行います。

③上肢・胸部・肩部施術の場合

腋窩（肩甲部も含む）の深部リンパ節開放だけで大丈夫です。その後、各部位に対し、ディープ・リンパマッサージを行います。

1．頚部・頭部の深部リンパ節の開放

頚部・頭部のリンパは、最終的に頚リンパ本幹に流入し、鎖骨下リンパ本幹と合流して静脈角に注ぎます。この静脈角の部分が、胸骨と鎖骨が結合している胸鎖関節の周辺なのです。ですから、最初に胸鎖関節に刺激を加えることで静脈角に刺激を与えることができます。

また、頚部の星状神経節への手技は、自律神経の交感神経へのアプローチとして重要です。しかし、自律神経に急激な変化をもたらすことがあるので、あくまでも軽いタッチでゆっくりと行いましょう。強い力を加えてはいけません。

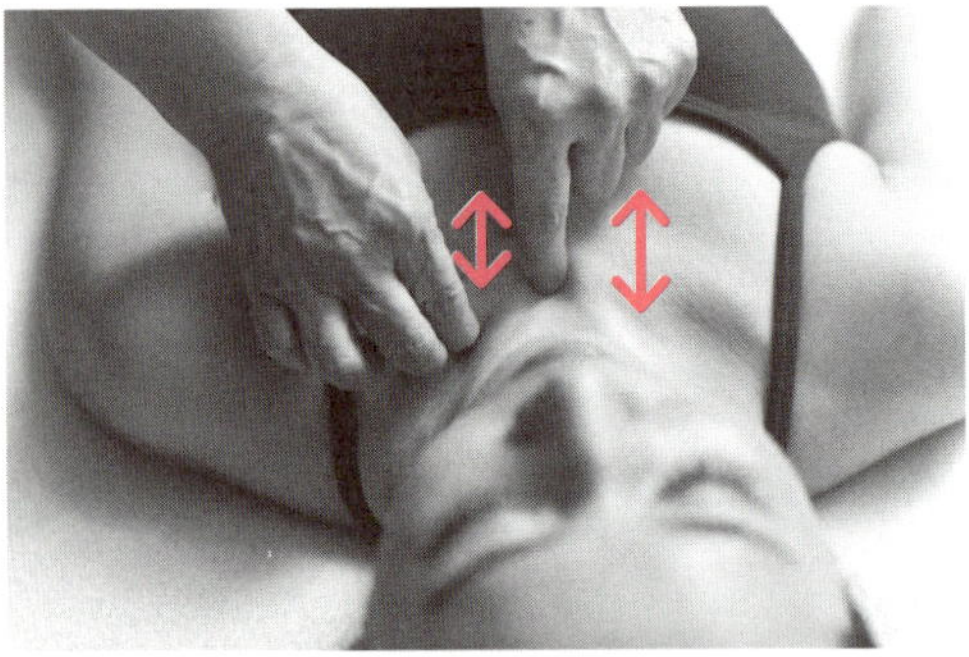

1 胸鎖関節の刺激

胸骨の上部（頚切痕）に人差し指を当て、ほかの指で鎖骨を軽くつまみ、上下に刺激を与えます。

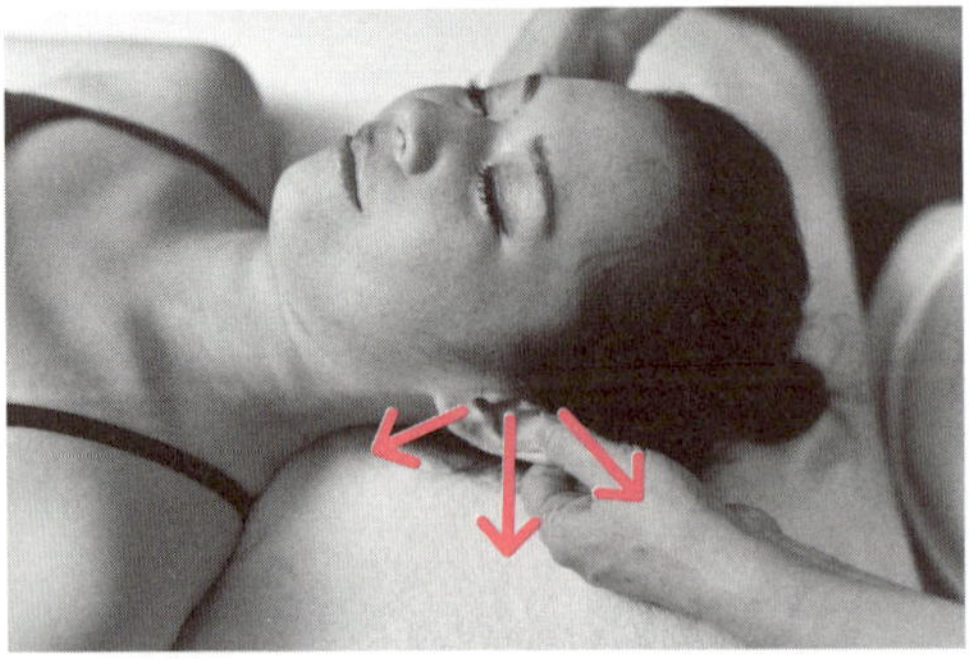

2 浅層リンパ節開放：耳介前・耳介後リンパ節開放

クライアントの頭の上に立ち、耳介を上、横、下にゆっくり引きます。3回繰り返します。

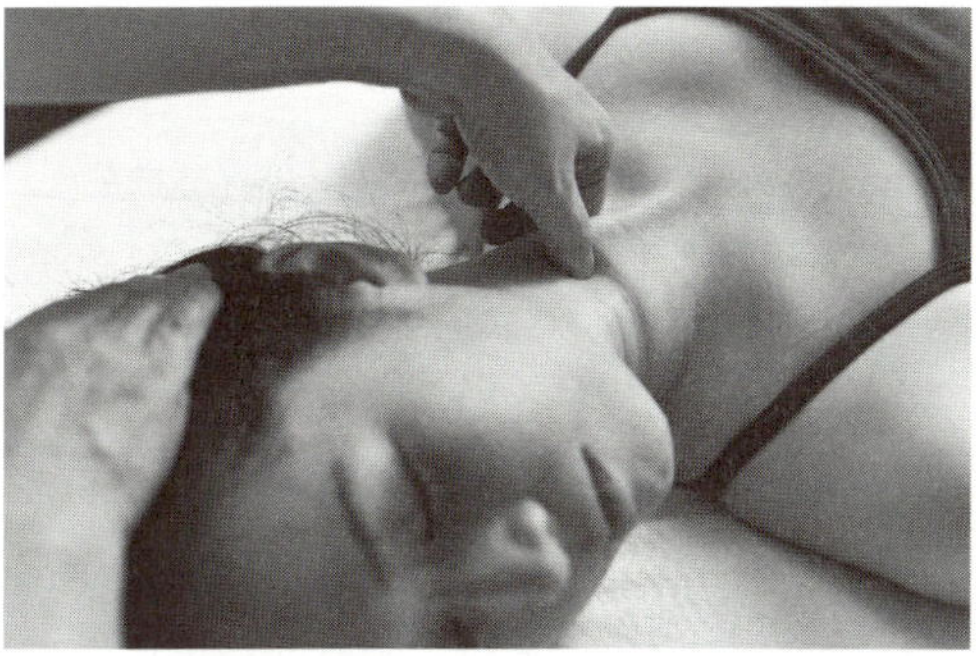

3-1 深部リンパ節開放：胸鎖乳突筋の刺激

首の横、側頭骨の乳様突起（停止）から、鎖骨の内側1/3と胸骨柄（起始）に向かって親指と人差し指でゆっくりと把握しながら圧迫していきます。

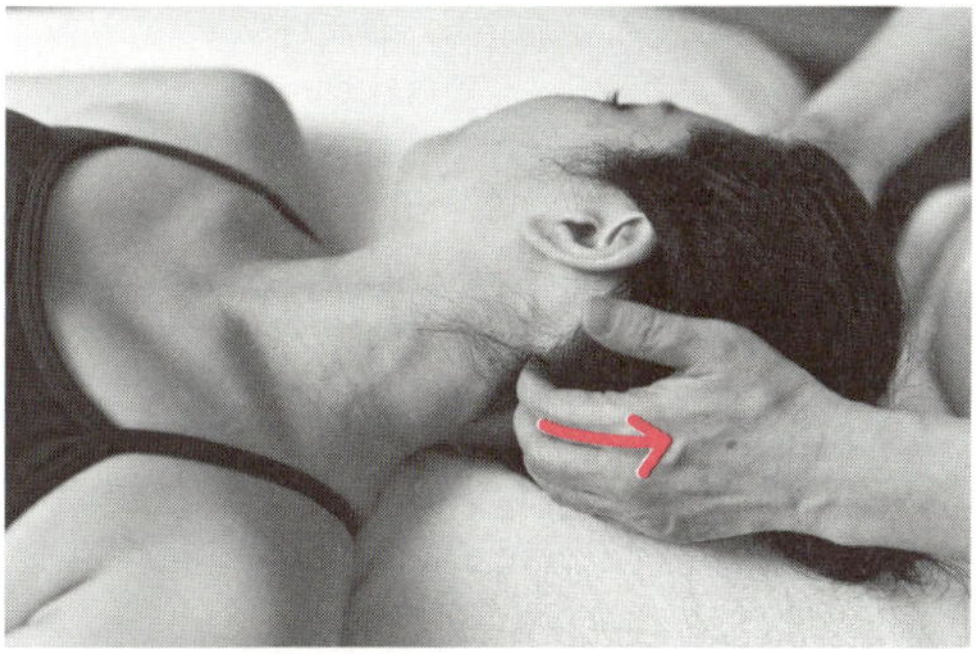

3-2 深部リンパ節開放：僧帽筋上部の刺激

頭を横にしていただき、外後頭隆起（起始）を四指で引きながら刺激していきます。

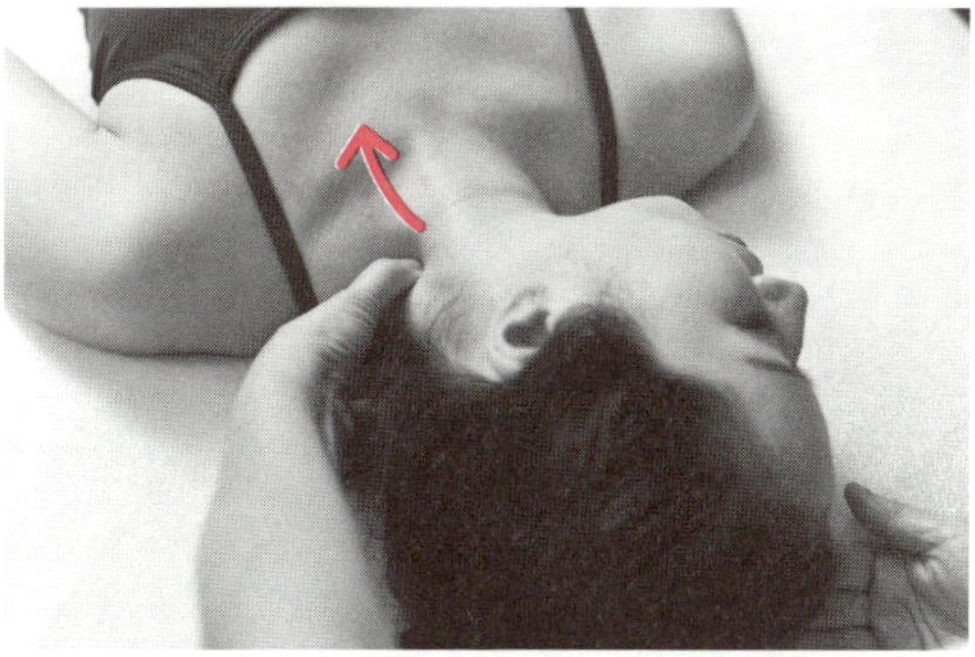

3-3 深部リンパ節開放：僧帽筋上部外側面の刺激

首の中央外側面から鎖骨外側後面1/3（停止）に向かって走る僧帽筋上部にアプローチします。僧帽筋の外側に沿って母指で圧をかけていきます。ゆっくりと軽いタッチで行います。

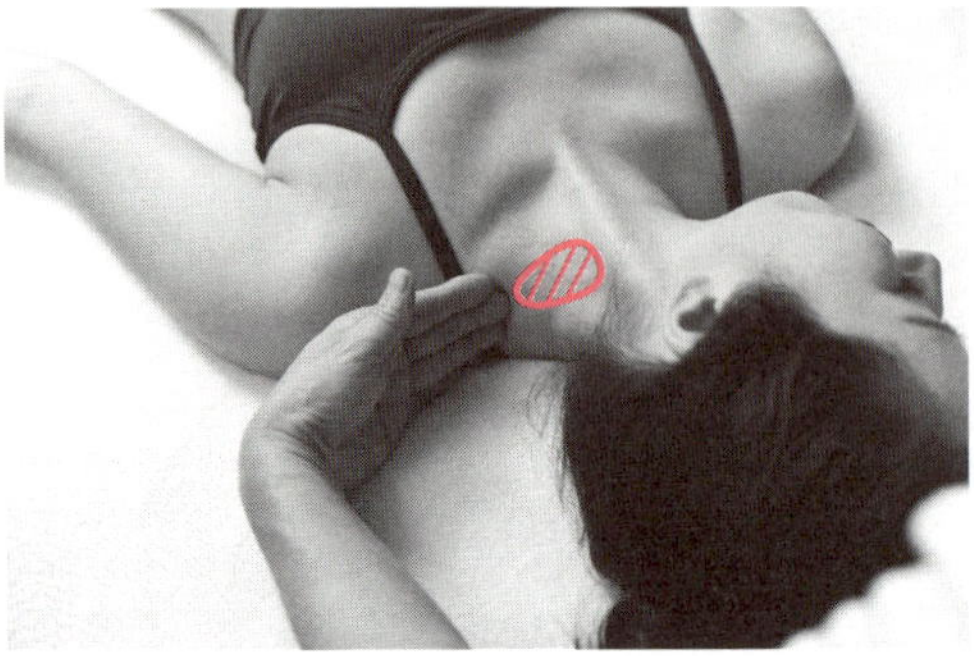

4-1 星状神経節の位置の確認

星状神経節は交感神経が集中している部分で、１カ所ではなく、主に第７頸椎の横突起の前方（のど仏の延長上）に点在しています。首の付け根付近にあるので、まず位置を確認します。

母指で軽く圧迫すると、米粒のようなしこりを感じます。位置は人によって異なりますが、胸鎖乳突筋と僧帽筋上部外側縁の間で、僧帽筋に近い部分に多いようです。真面目な人、ストレスの多い人に見られます。

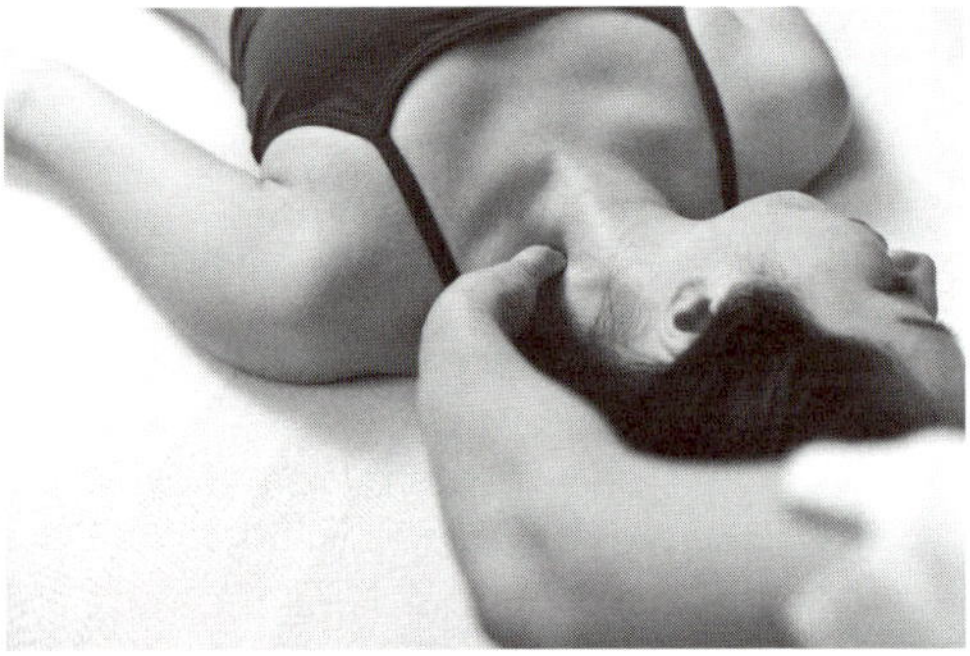

4-2 星状神経節へのアプローチ

固い部分を確認したら、軽く母指を当て５秒ほど置きます。決して強い圧をかけてはいけません。


POINT 医療資格を持たないセラピストは、軽い力でゆっくり触れるように圧迫しましょう。

決して急激な強い力を加えてはいけません。逆効果になります。

また高血圧などの疾病を持っている方には行わないようにしましょう。


POINT 星状神経節は、形が星の様に見えることから、この名がつけられています。頭や顔面、首、腕、心臓、肺などの交感神経と複雑なネットワークを構築しています。

星状神経節をゆっくり刺激することで、交感神経の緊張がゆるみ、その結果、末梢血管が拡張し、血流が増します。

血流が良くなることでリンパの流れが促進され、自律神経のバランスが整います。不眠症、肩こり、頭痛などの症状が緩和され、心拍数や呼吸が整います。

星状神経節ブロックは、神経痛のほか、顔面神経麻痺、突発性難聴、多汗症の治療にも用いられます。

2-1. 腋窩リンパ節の開放（伏臥位：肩甲骨のストレッチ）

背部の施術では、腋窩にリンパを集める肩甲部の筋にアプローチしてリンパを流します。

肩甲部の筋とは、僧帽筋、小菱形筋、大菱形筋、大円筋、小円筋、棘上筋、棘下筋、肩甲下筋、前鋸筋、脊柱起立筋などです。これらの筋に効果的にアプローチする方法が、肩甲骨周囲の肩回しやストレッチです。

僧帽筋の上部への把握圧迫のほか、腋窩の後壁を構成する広背筋、大円筋と小円筋の停止部にも刺激を加え、腋窩の深部リンパ節を開放していきます。

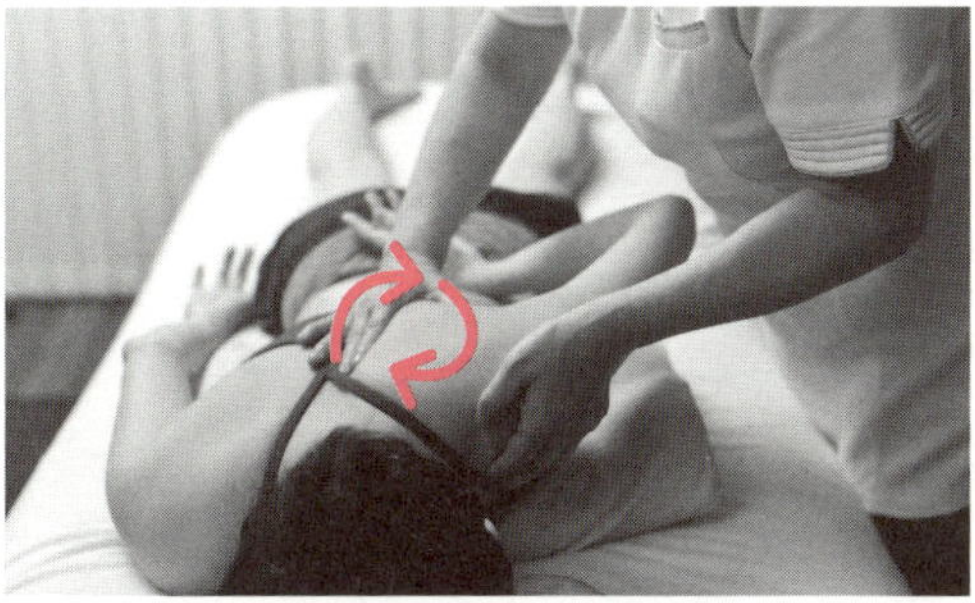

1 肩甲骨回し（左右）

クライアントの手を後ろに回してもらいます。肩甲骨下角を母指と示指で支え、もう一方の手は肩先を包むように押さえて、右回り・左回りに各5回ずつ肩を大きく回します。

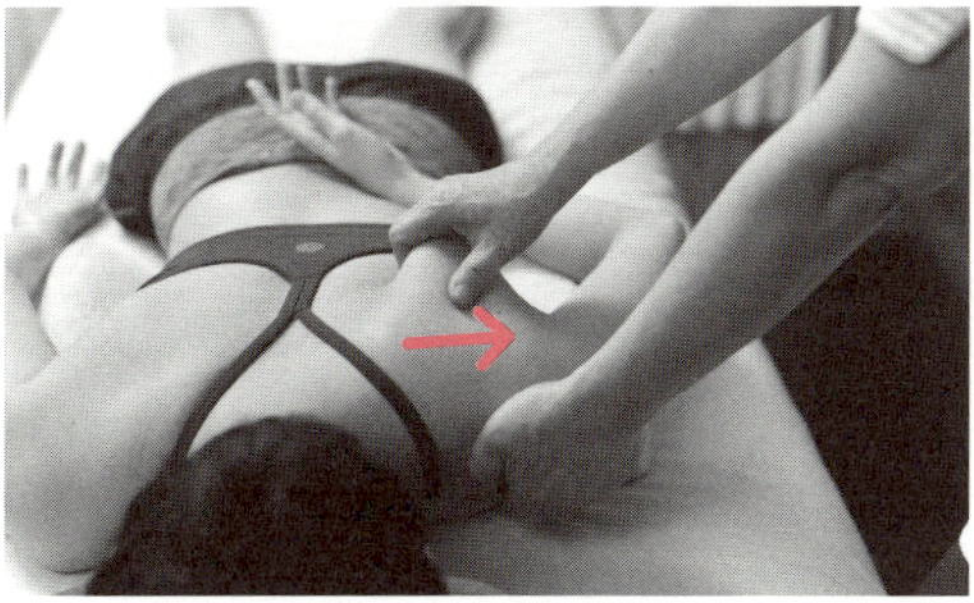

2 肩甲下筋、小菱形筋、大菱形筋のストレッチ

肩甲骨内側縁に四指をかけ、3カ所ほど外側に向けて引きます。引く時には、セラピストは腕ではなく身体全体で引くようにします。

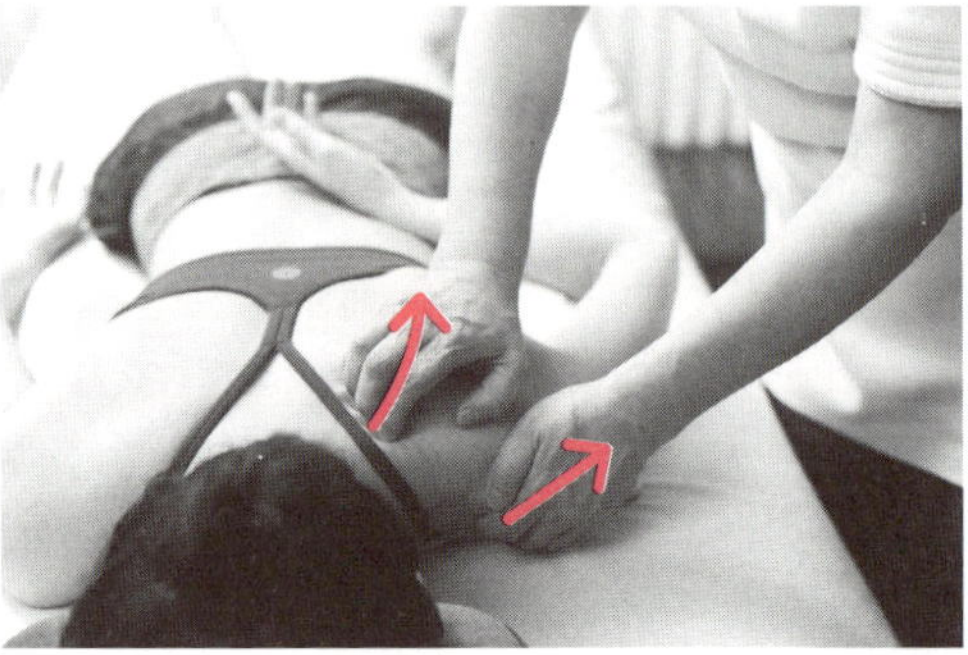

3-1 肩甲挙筋のストレッチ

片手で肩を下げ、もう片方の四指で肩甲骨上角を圧迫します。

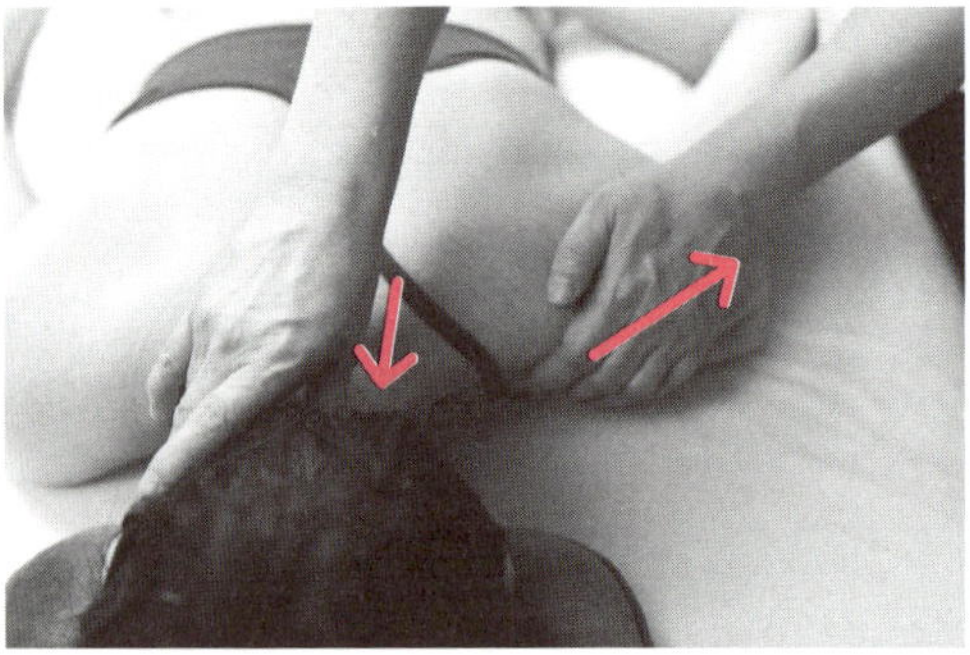

3-2 僧帽筋の上部（肩上部）のストレッチ

片手で肩を下げ、もう片方の母指で外後頭隆起（僧帽筋上部の起始）を圧迫します。

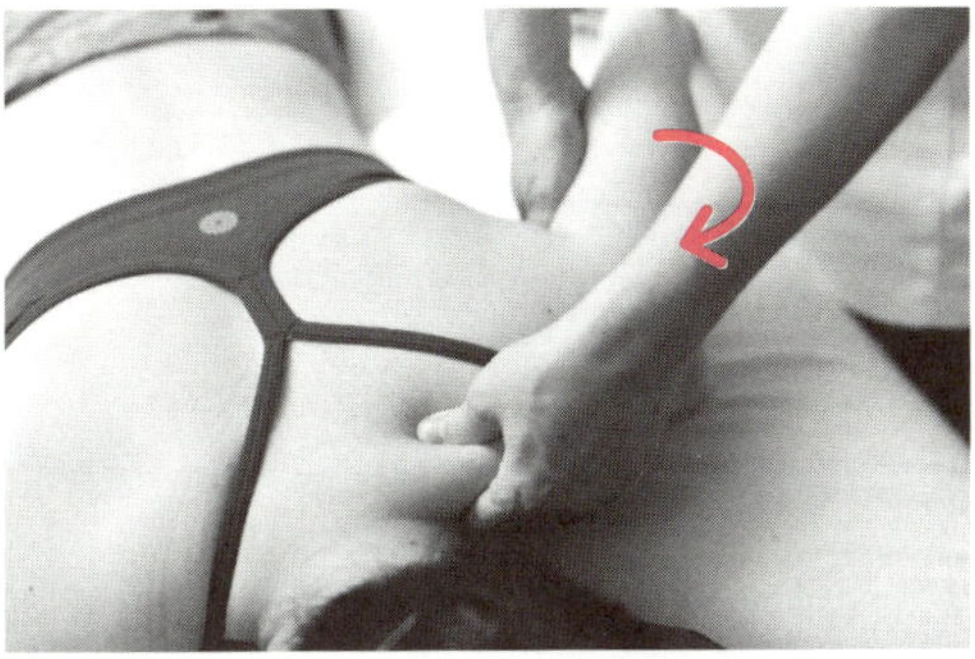

4-1 把握運動法：肩上部

肩上部（僧帽筋上部）を圧迫しながら、同時にもう片方の手でクライアントの腕を回します。

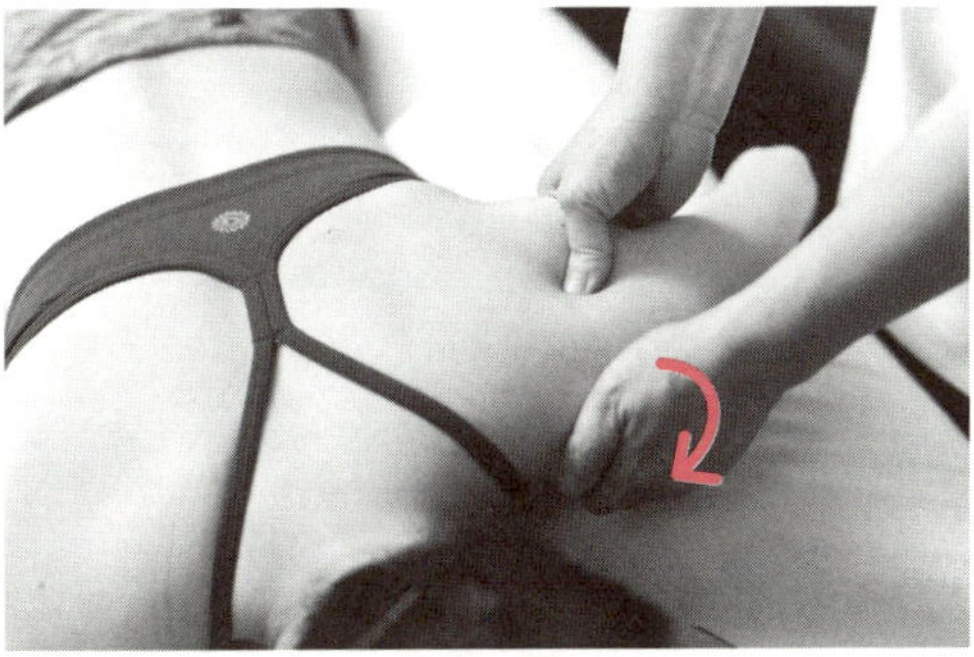

4-2 把握運動法：脇部

脇（広背筋・大円筋・小円筋の停止部）を圧迫しながら、同時にもう片方の手でクライアントの肩を回します（3カ所）。

2-2. 腋窩リンパ節の開放(仰臥位:横隔膜と腋窩リンパ節)

横隔膜と大胸筋の起始部へのアプローチで、腋窩リンパへの流れが増し、腋窩リンパ節開放を効果的に行うことができます。

肺は独自では呼吸できず、呼吸筋(外肋間筋、内肋間筋、横隔膜など)が協力して肺呼吸しています。これらは深層にある胸筋で、私たちが直接刺激を加えられるのは、横隔膜の一部です。横隔膜の刺激によって呼吸が促され、エネルギー代謝が増します。その他の呼吸筋は、クライアントに呼吸していただくことで活性させることができます。

最初に

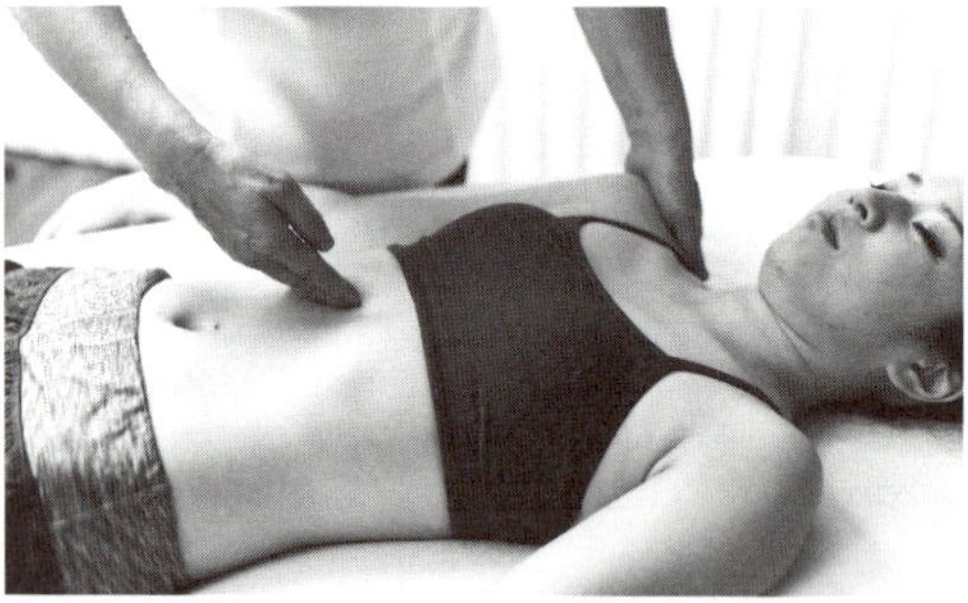

1 横隔膜への刺激

クライアントに腹式呼吸をしていただき、息を吐くタイミングで、四指を肋骨弓に沿って滑らせます。

POINT 横隔膜の一部は剣状突起から肋骨弓に沿って付着しています。肋骨弓は肋軟骨なので、軽い力で撫でるように行います。特に高齢者の場合は気をつけましょう。

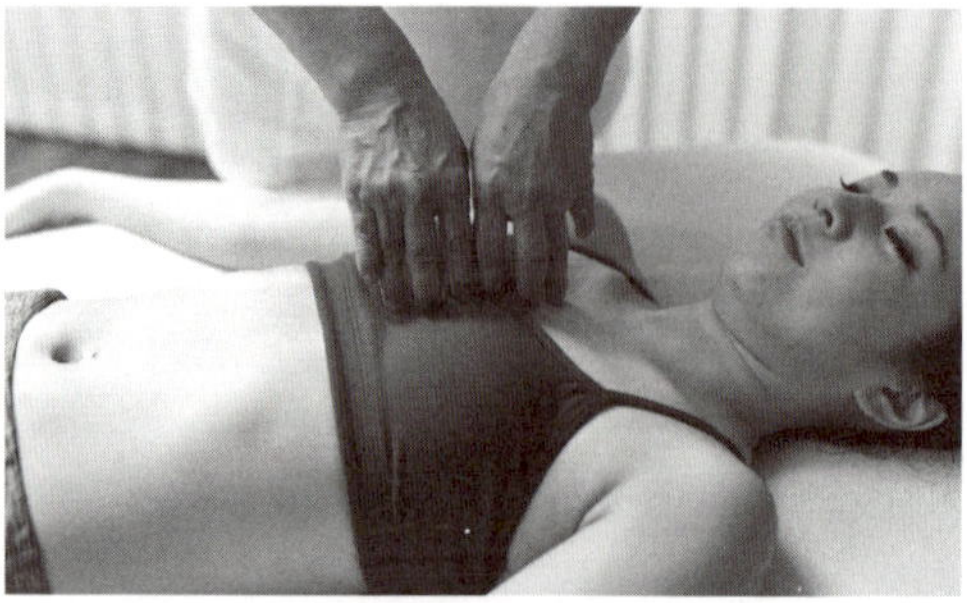

2 胸骨と肋軟骨の圧迫

胸骨と肋骨(第1～6肋骨)の付着部(肋軟骨)を四指で軽く圧迫します。大胸筋の起始部へのアプローチ。

腋窩リンパ節へのアプローチ

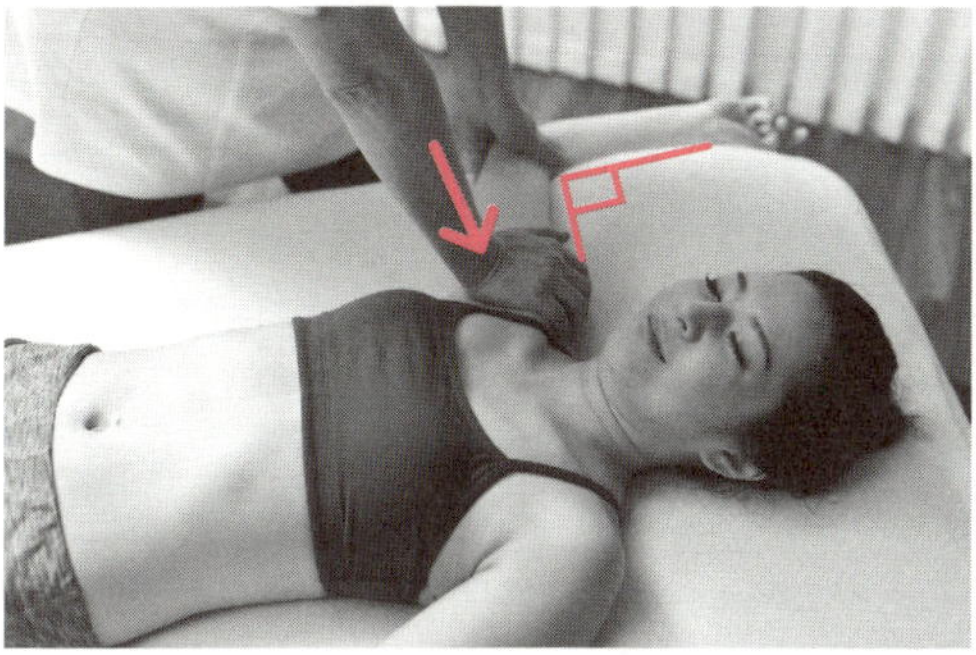

1 大胸筋のストレッチ

クライアントの上腕と前腕を直角に保つ。クライアントに胸式呼吸をしていただき、息を吐くタイミングで、上腕上部を圧迫して大胸筋をストレッチします。吸気時は、外肋間筋・肋骨挙筋に、呼気時は内肋間筋・最内肋間筋の深層筋に働き、胸部の深層リンパを活性することができます。

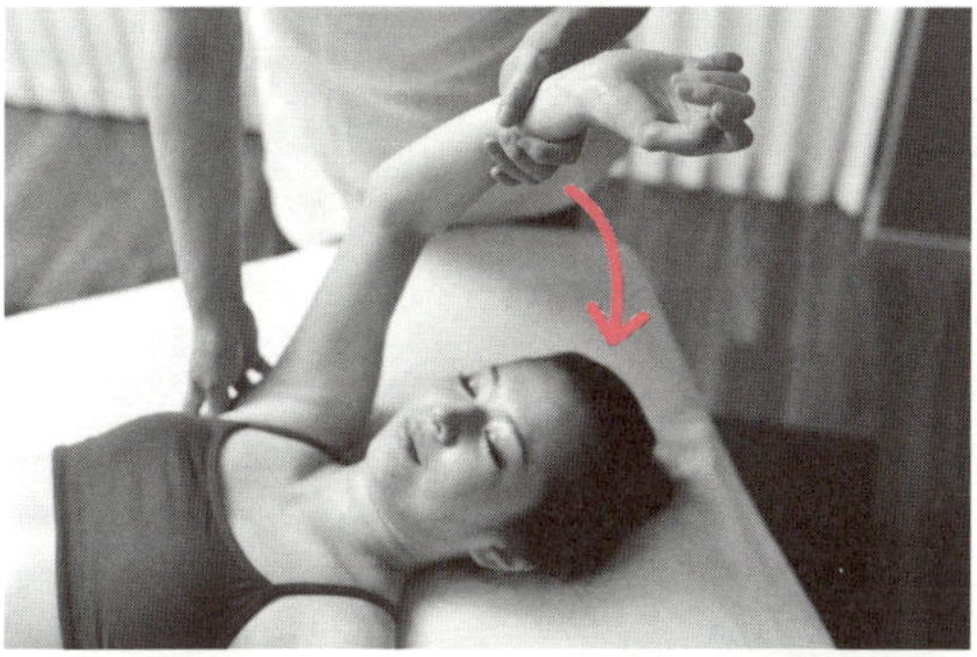

2-1 広背筋、大円筋、肩甲下筋、前鋸筋のストレッチ：位置確認

クライアントの腕を持って挙上させ、脇をゆるめます。肩甲骨の裏側（肩甲下筋）に、もう片方の母指を軽く当てます。

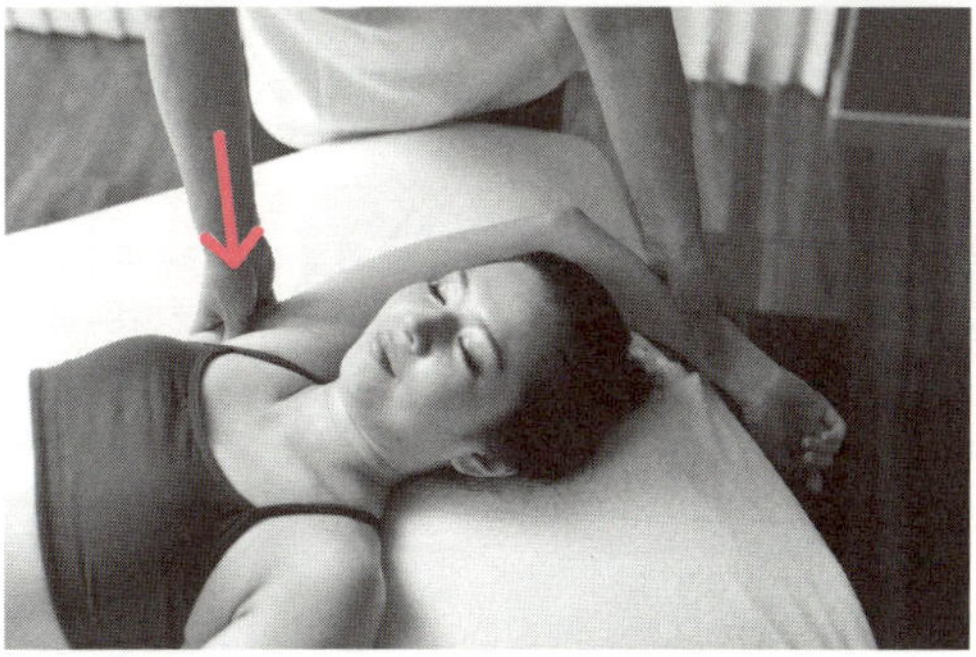

2-2 広背筋、大円筋、肩甲下筋、前鋸筋のストレッチ：母指圧迫

母指で圧迫しながら、片方の手でクライアントの腕を耳に付けるように伸ばしていきます。

POINT 腋窩リンパ節は、上肢、肩甲部、胸壁、乳腺のリンパを集める20～30のリンパ節群。筋の起始停止を考慮し、圧迫手技やストレッチなどで深部リンパ節を開放します。

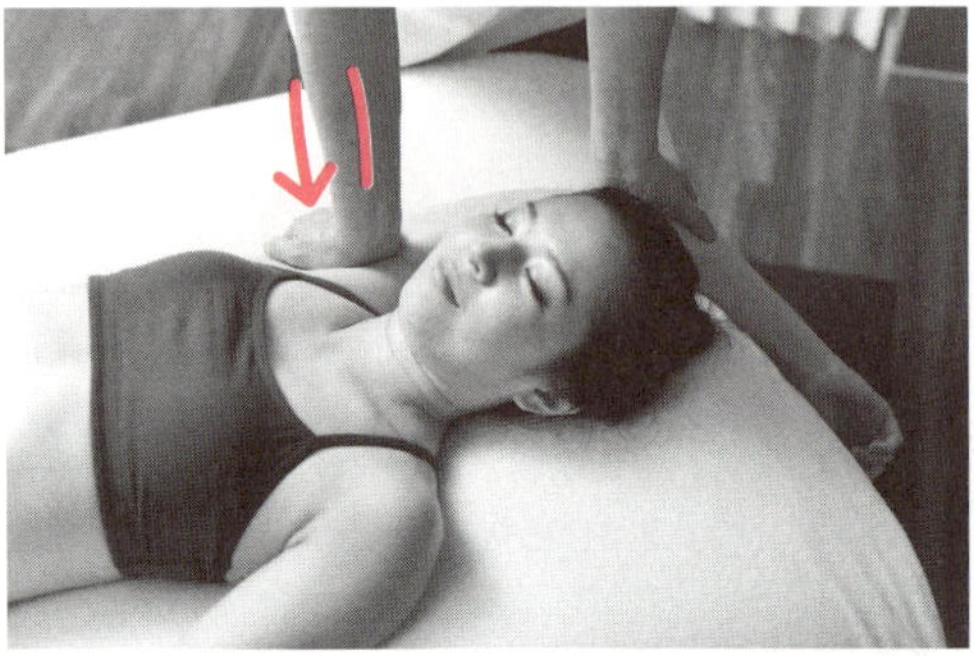

3 上腕神経叢、腋窩リンパ節の刺激

クライアントの腕を挙上して上腕を耳に付けた状態で、腋窩を手掌で圧迫します。

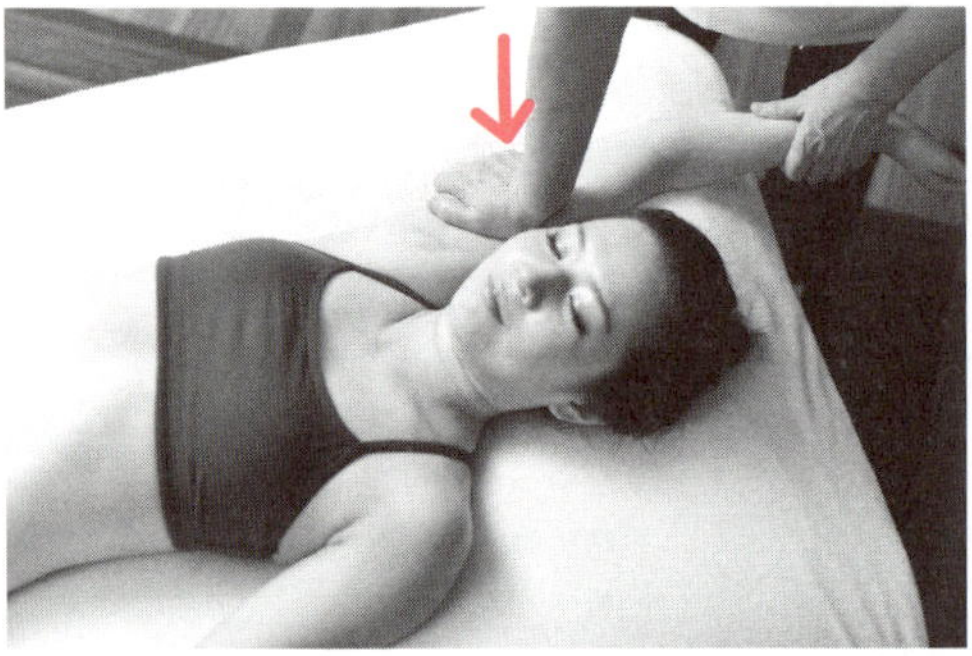

4 上腕三頭筋、上腕二頭筋の圧迫

クライアントの腕を耳に付けたまま、もう片方の手掌で上腕三頭筋を圧迫します。同時に拮抗筋である裏面の上腕二頭筋も圧迫されます。

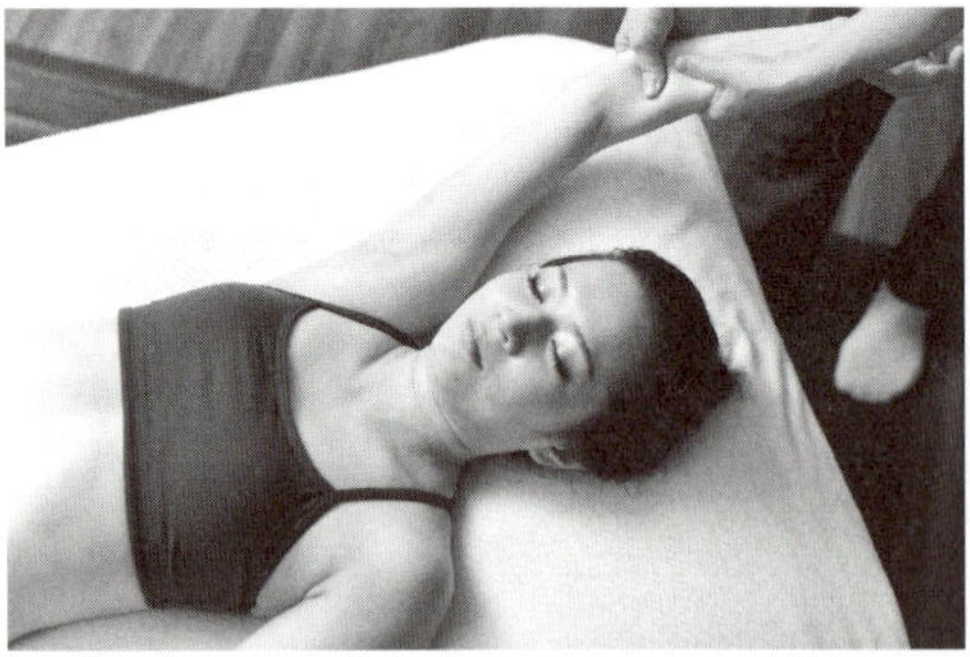

5 前腕部の圧迫

前腕部は、母指と四指で挟むように把握圧迫します。

POINT 腋窩を圧迫することで、そこに集まっている多くの筋を同時に刺激することができます（大胸筋、小胸筋、広背筋、大円筋、肩甲下筋、前鋸筋、上腕骨上部と、それに関連した筋）。
ただし、手指の位置により作用する筋に違いが生じます。解剖学で筋の位置を理解しながら、的確な場所に手指を持っていくことが必要になります。

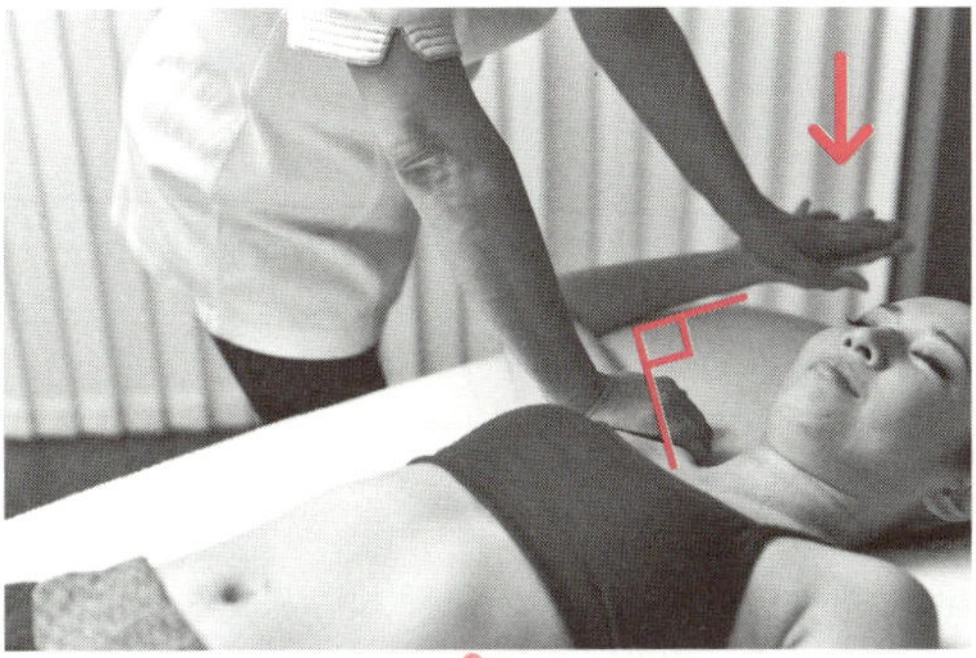

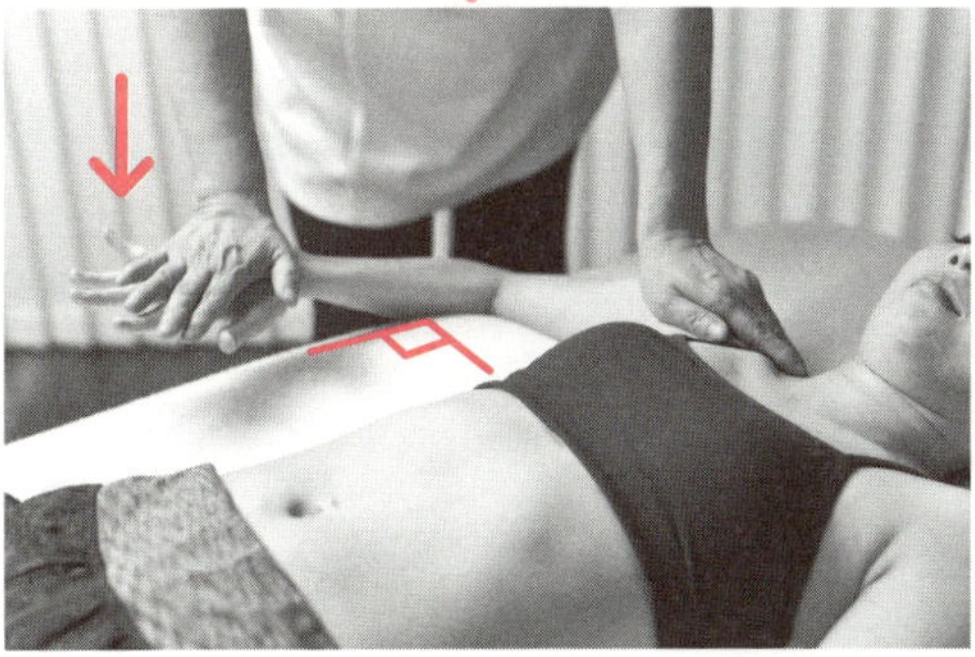

6 回旋筋腱板《かいせんきんけんばん》の反動ストレッチ

前腕を直角に保ち、上腕が浮かないように軽く押さえます。セラピストはクライアントの手掌に1、2、3、4と数えながら軽く負荷をかけ、5秒で手を放します。この動作を3回繰り返します。その後、上腕を下にして手背に同じように負荷をかけ、同様の動作を3回繰り返します。

POINT ローテーター・カフ（回旋筋腱板）と呼ばれている部分への、リンパ節開放手技です。腕を高く挙げるためには肩甲骨を上に回旋する必要があり、その回旋に必要な筋が、ローテーター・カフです（肩甲下筋、棘上筋、棘下筋、小円筋）。
それらに直接アプローチすることはできませんが、反動ストレッチを行うことで、間接的にアプローチすることができます。

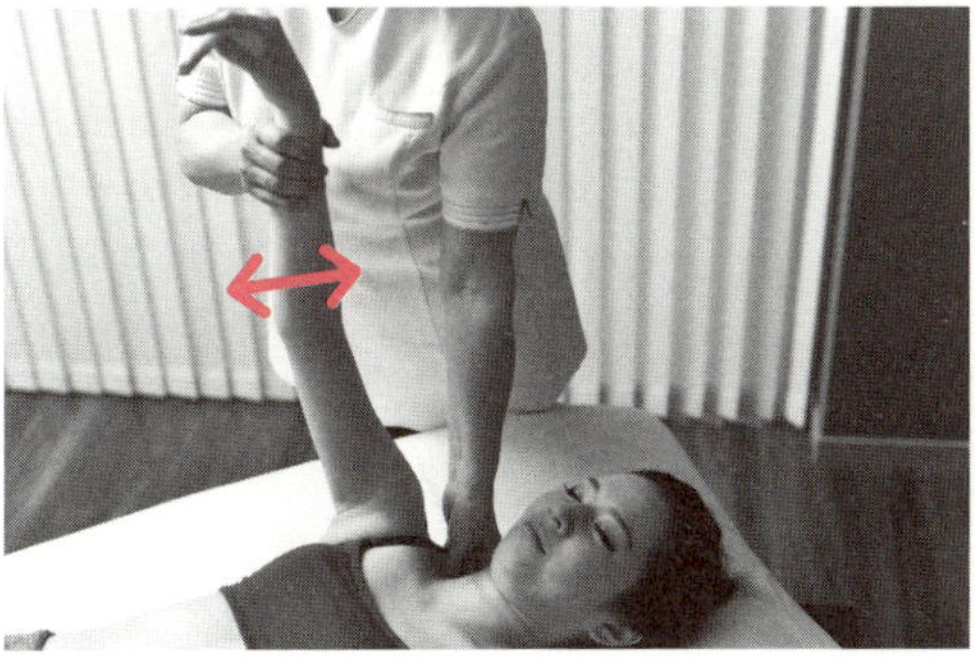

7 僧帽筋上部の把握運動法

四指と母指で肩を把握し、もう片方の手でクライアントの手首を持ち、上下に動かします。肩の把握を3カ所行います。

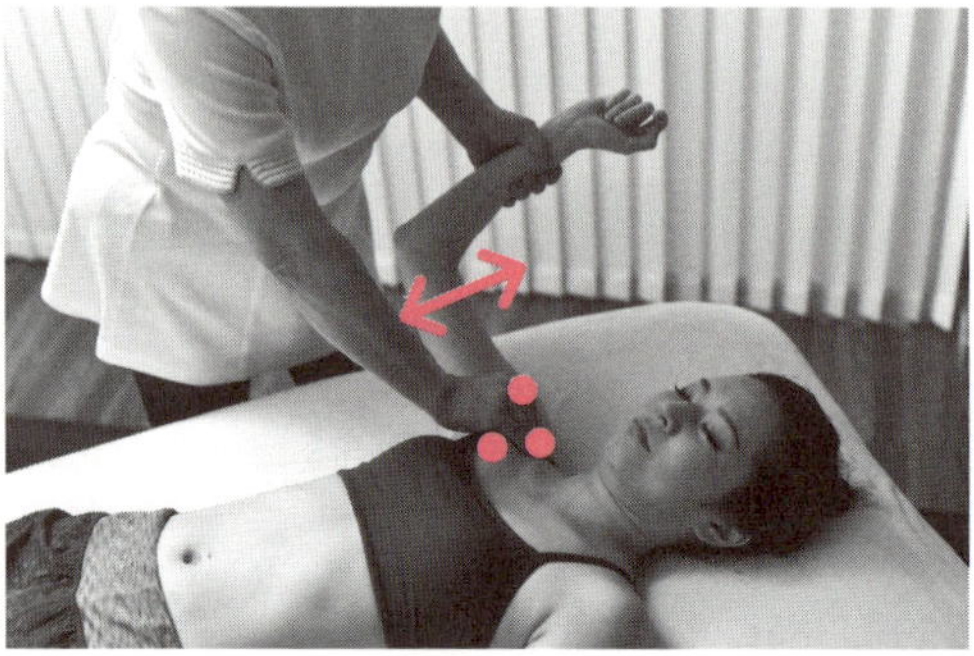

8 胸部の把握運動法（小胸筋、大胸筋）

四指と母指で、小胸筋・大胸筋の停止部を把握します（3カ所）。把握しながら、もう片方の手でクライアントの腕を上下に動かします。

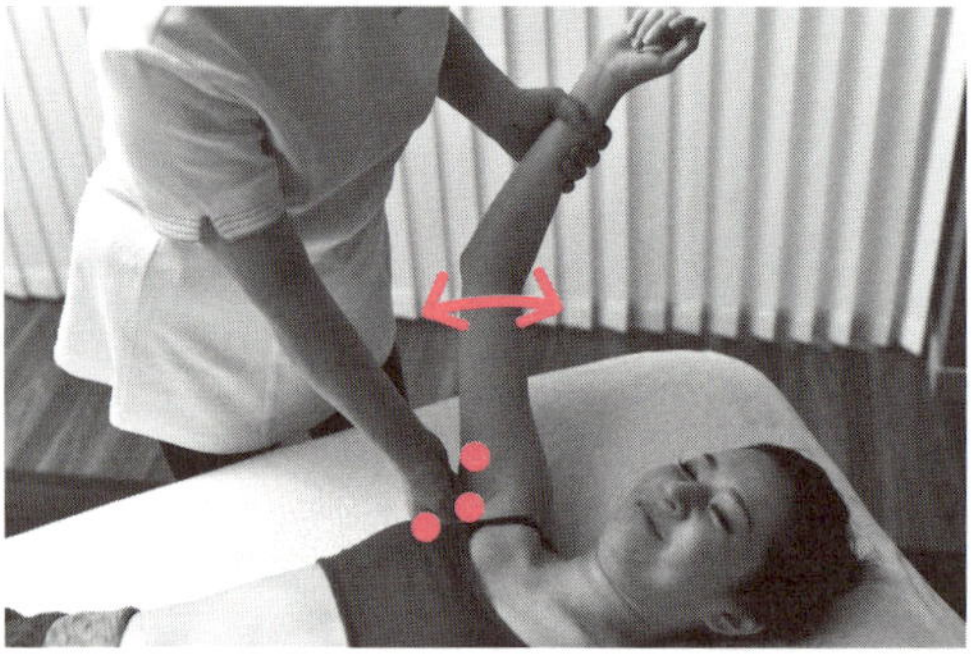

9 背部の把握運動法（広背筋、大円筋、肩甲下筋）

四指と母指で背部を把握します（3カ所）。把握しながらもう片方の手でクライアントの腕を上下に動かします。

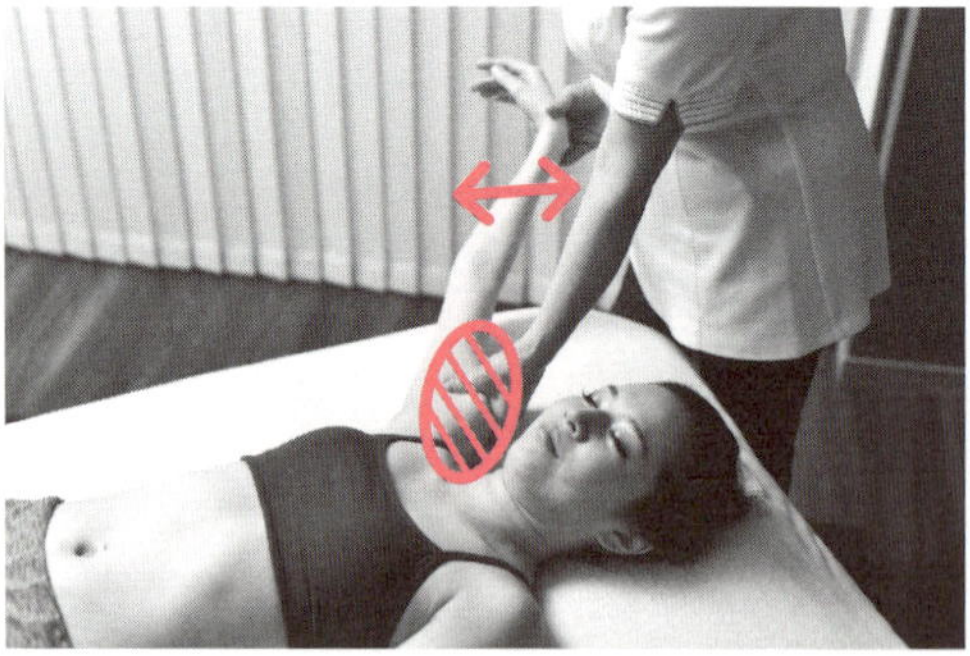

10 三角筋の把握運動法

四指と母指で三角筋の内縁・外縁を把握します（3カ所）。把握しながらもう片方の手でクライアントの腕を上下に動かします。

3. 腹部の深部リンパ節の開放

腹部は特殊なリンパ管の集まりです。小腸から吸収された脂肪は血管には入らず、小腸の毛細リンパ管である「中心乳糜腔《ちゅうしんにゅうびくう》」と呼ばれるリンパ管に入り、腸リンパ本幹に送られます。そこで腰リンパ本幹と合流して、乳糜槽《にゅうびそう》となります。ここから人体で最大のリンパ本幹である胸管が始まります。

また、胃癌の転移が進むと腸リンパ本幹から胸管に入り、静脈角の直前にある数個のリンパ節（ウィルヒョウのリンパ節）に達します。この左鎖骨上部のリンパ節の膨れは胃癌の徴候として知られています。

最初に

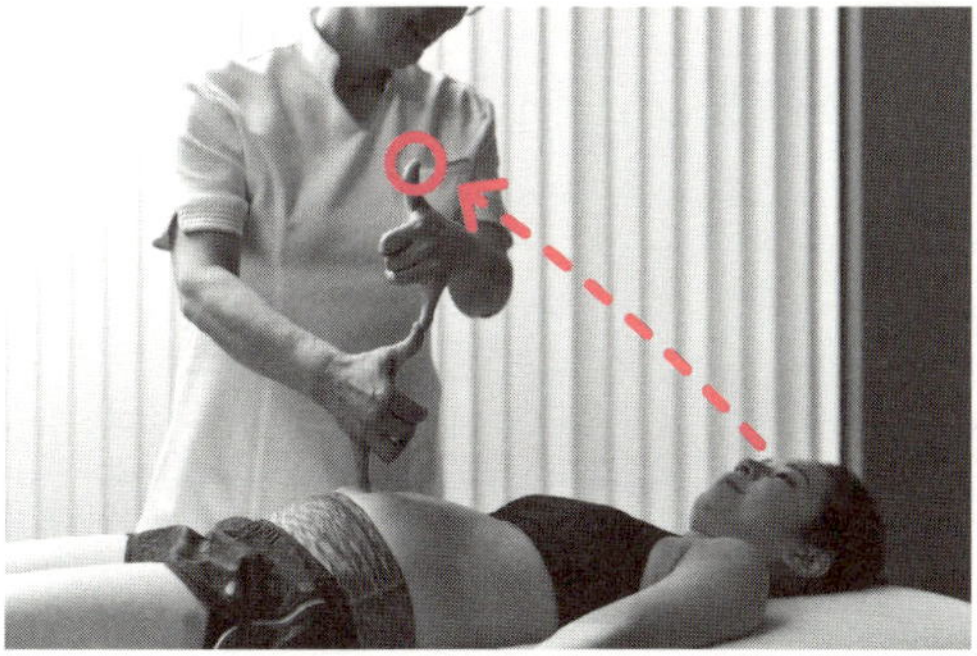

1 腹式呼吸の誘導

腹式呼吸が苦手なクライアントには、次のようにしてセラピストが腹式呼吸を誘導します。

セラピストの小指と母指を上下に連結させます。セラピストの小指をクライアントのお臍部分に置き、セラピストの母指をクライアントに確認させます。「私の母指が上がるようにお腹を膨らませてください」と、クライアントにお声かけします。

写真はクライアントがお腹を膨らませている状態。

腹式呼吸に合わせて

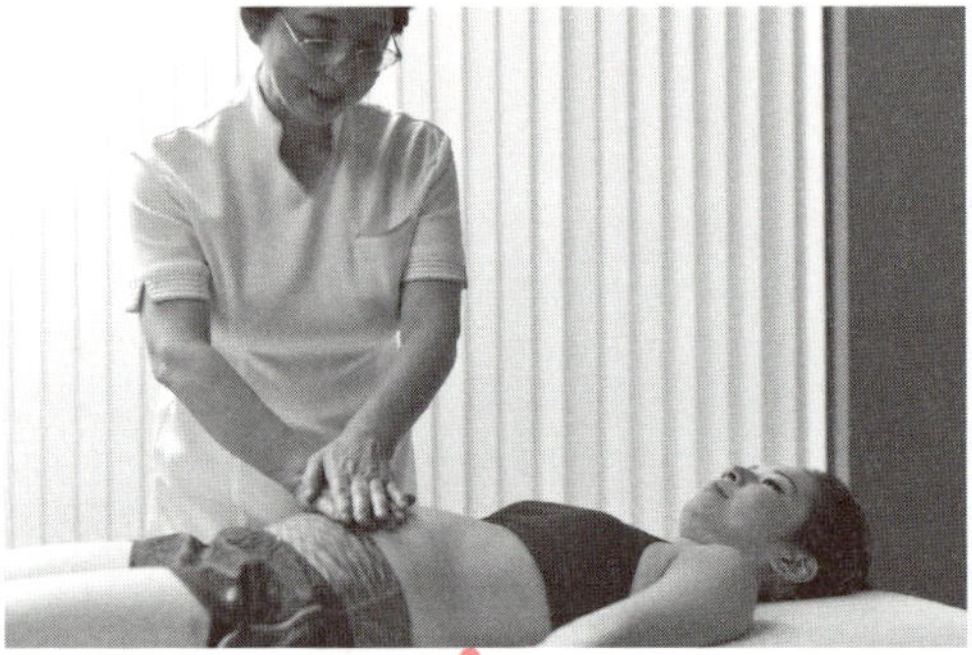

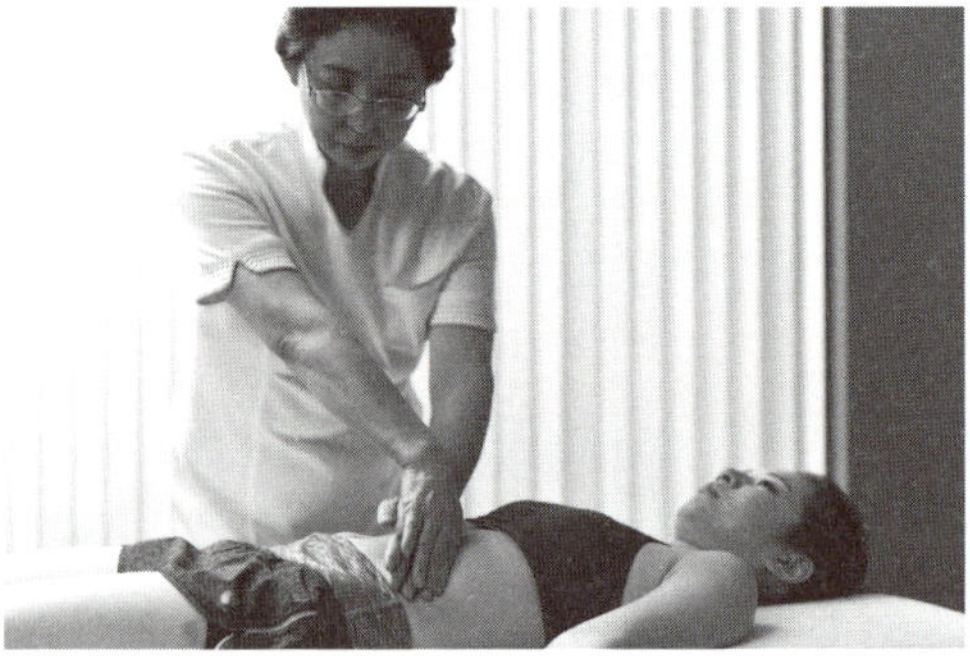

2 腹部の手掌圧迫

セラピストは最初にお臍の上に手掌を重ねて置き、お腹の膨らみが最大になったところで、息を止めて3秒間腹圧を保っていただきます。

その際、セラピストは1、2、3と数えながら、腹圧と同じ圧力でお腹の中央を圧迫。3秒数えたら圧をゆるめ、クライアントに息を吐いていただきながら、腹部中央を軽く圧迫します。

これらの動作を図の①〜⑩の順で10カ所行います。上から2つ目の写真は、④の部分をお臍に向かって圧迫しています。

POINT ポイントは、全てお臍に向かって圧をかけるということです。

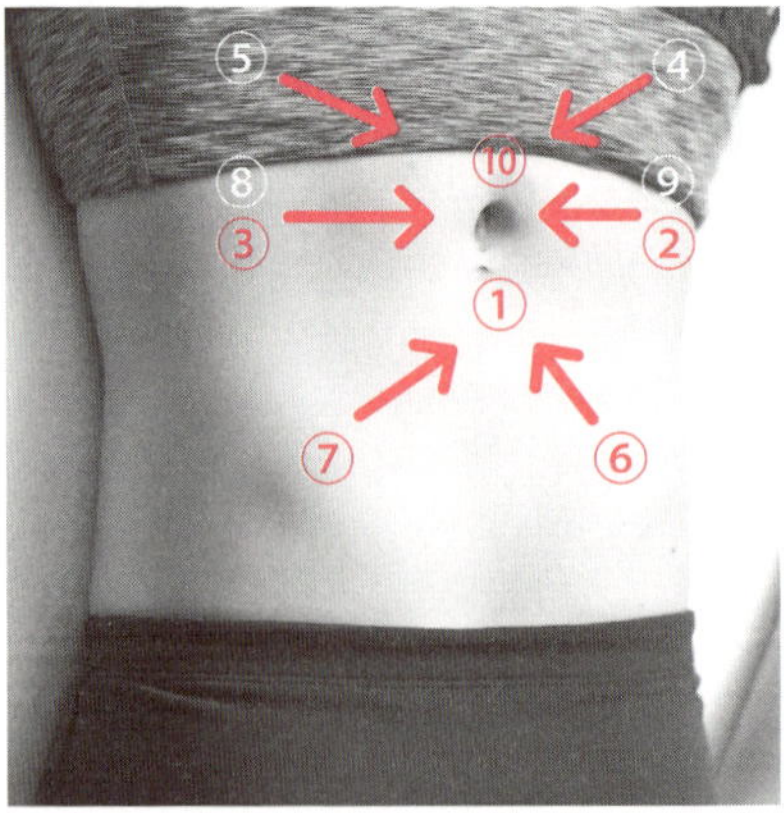

POINT 腹部を①〜⑩の順に刺激します。④⑤は手掌を肋骨弓に沿わせ、⑥⑦は手掌を腸骨に沿わせます。全てお臍に向かって圧をかけていきます。ウエスト部分は2度行います。最後はお臍で終了です。

POINT 腹部の深部リンパ節開放は、腹部の脂肪排泄にも有効です。

4. 鼠径リンパ節の開放（腰部のリンパ）

腰部は、ウエストの痩身や腰痛改善に関与する筋が多くあります。経穴刺激で効果的に筋や関節に影響を与え、腰部の深部リンパ節を開放します。

経穴の大腸愈《だいちょうゆ》と志室《ししつ》と、腸骨陵のキワを目安に刺激を加えると、効率的に仙腸関節と腰方形筋にアプローチでき、ウエスト部分の深部リンパにも刺激を与えることができます。

その際、反対側の腰を少し持ち上げて揺らすことで、セラピストは少ない力で効率的に筋肉や関節に影響を及ぼして、深部のリンパ節を開放することができます。

1 腰部のストレッチ（仙腸関節部）

大腸愈を指圧します。その際、反対側の腰を持ち上げるようにします。大腸愈を圧迫することで、仙骨と腸骨が関節を構成している仙腸関節にアプローチできます。
同時に、腸骨陵のキワも四指で圧迫します。

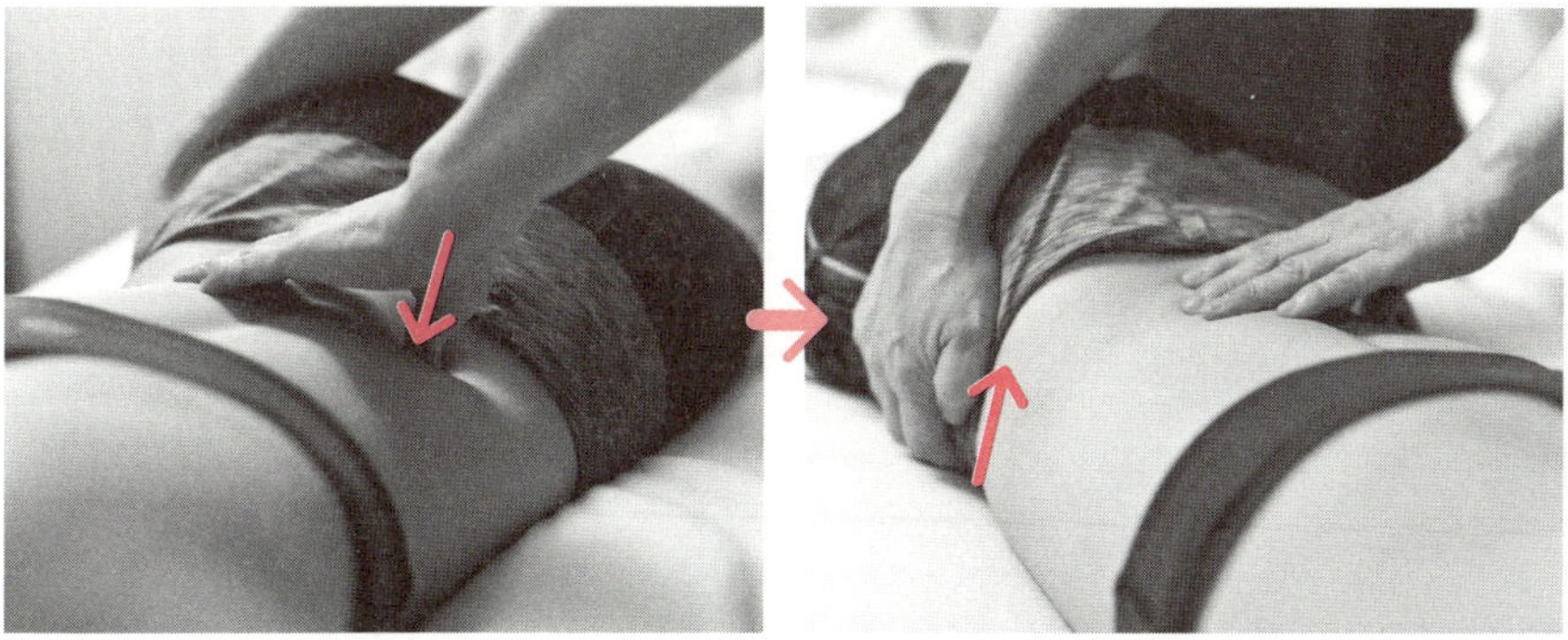

POINT 大腸愈は、ヤコビー線（腰椎4〜5の間）の棘突起の下1寸5分（約指2本分）の位置にあります。

2 腰部のストレッチ（腰方形筋）

志室を指圧します。その際、反対側の腰を持ち上げるようにして行います。
志室を圧迫することで、腰方形筋にアプローチすることができます。

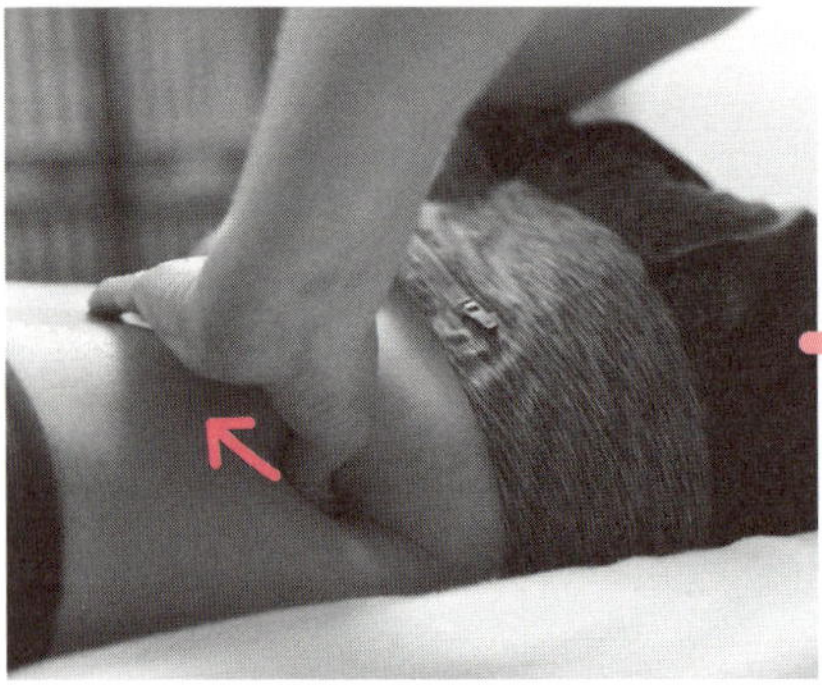

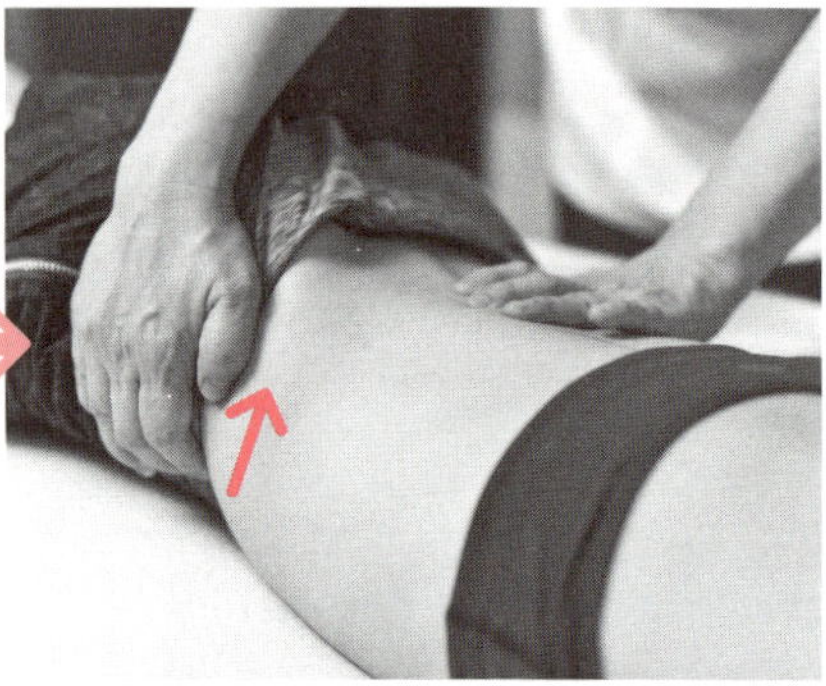

POINT 志室は、第２腰椎の外方３寸（指４本分）の位置にあります。

5-1. 鼠径リンパ節の開放（下肢のリンパ）（伏臥位）

下肢で大きな部位を占める大腿四頭筋、インナーマッスルの腸腰筋にアプローチして、深部のリンパ節を開放します。

下肢には、大腿部の付け根にある鼠径リンパ節、膝裏にある膝窩リンパ節、足首のリンパ節などがあります。

鼠径リンパ節は、下肢の付け根の前面（鼠径部）に集まる数十個のリンパ節です。

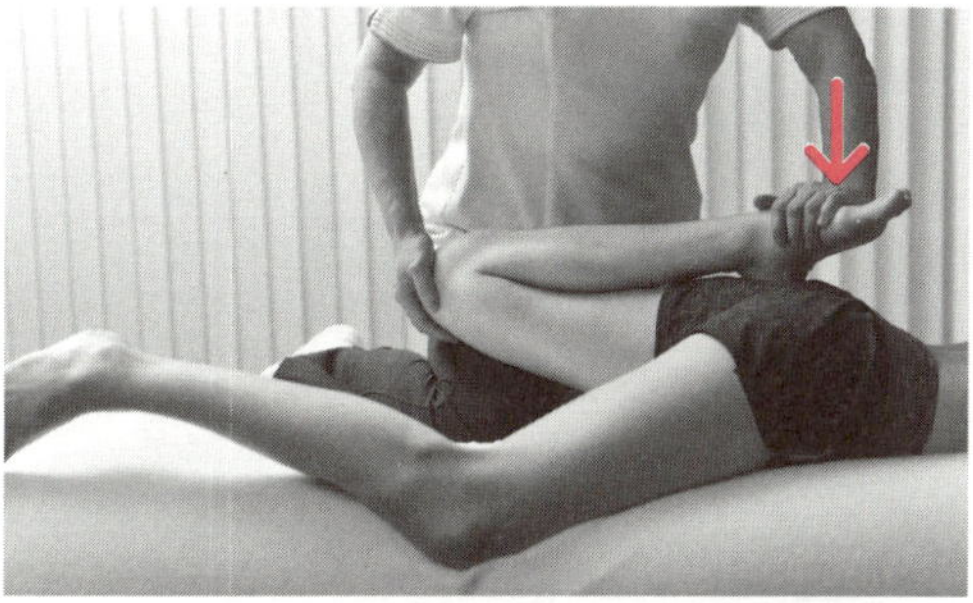

1 大腿四頭筋のストレッチ

ストレッチを行わないほうの下肢は、少し曲げます（伸ばしたまま行うと効果が半減します）。

クライアントの下肢を、かかとが臀部に付くように曲げます。負荷をかける場合には、セラピストの膝にのせて角度をつけて行います。

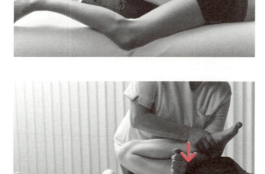

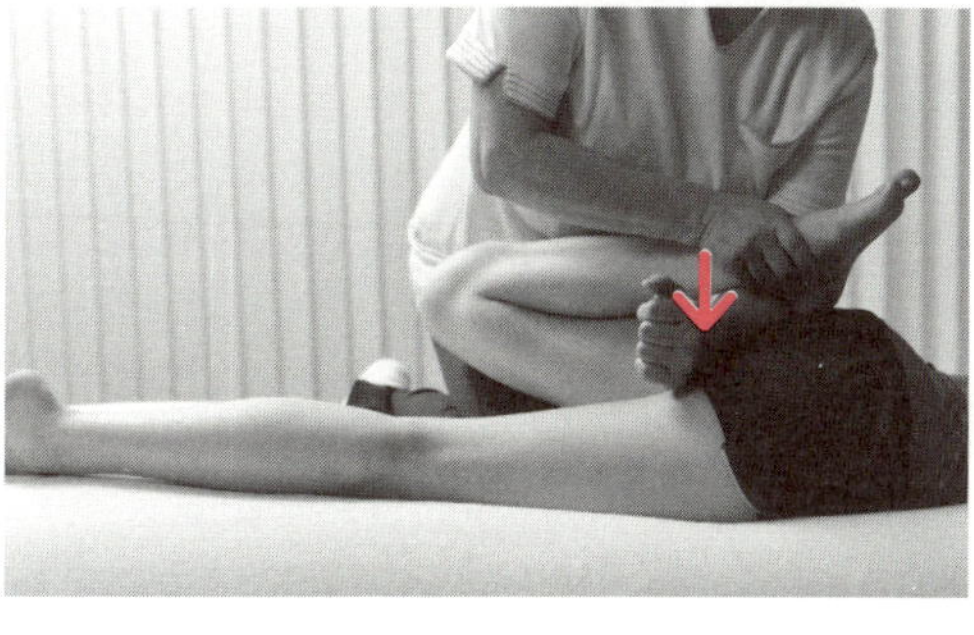

2 腸腰筋のストレッチ

ストレッチを行わないほうの下肢は、真っ直ぐに伸ばします。

大腿四頭筋のストレッチと同様に、膝を曲げ、かかとが臀部に付くようにします。その後、セラピストは坐骨部分（お尻の丸みの下）を前腕で圧迫します。

POINT ストレッチはクライアントの身体の硬さにより調節し、お声かけしながら無理のない範囲で行います。写真は身体が柔らかい人の場合。

5-2. 鼠径リンパ節の開放（臀部・下肢のリンパ）（仰臥位）

下肢後面のハムストリングおよび臀部（大臀筋、中臀筋）と内転筋、腸腰筋へのアプローチにより、深部のリンパ節を開放していきます。腸腰筋に関しては、伏臥位とは別のアプローチを行います。腸腰筋の停止位置である大腿骨小転子に近い部分に母指圧迫を行います。

鼠径リンパ節は下肢のリンパのほかに、外陰部や会陰、肛門部、骨盤の内部のリンパも集めます。

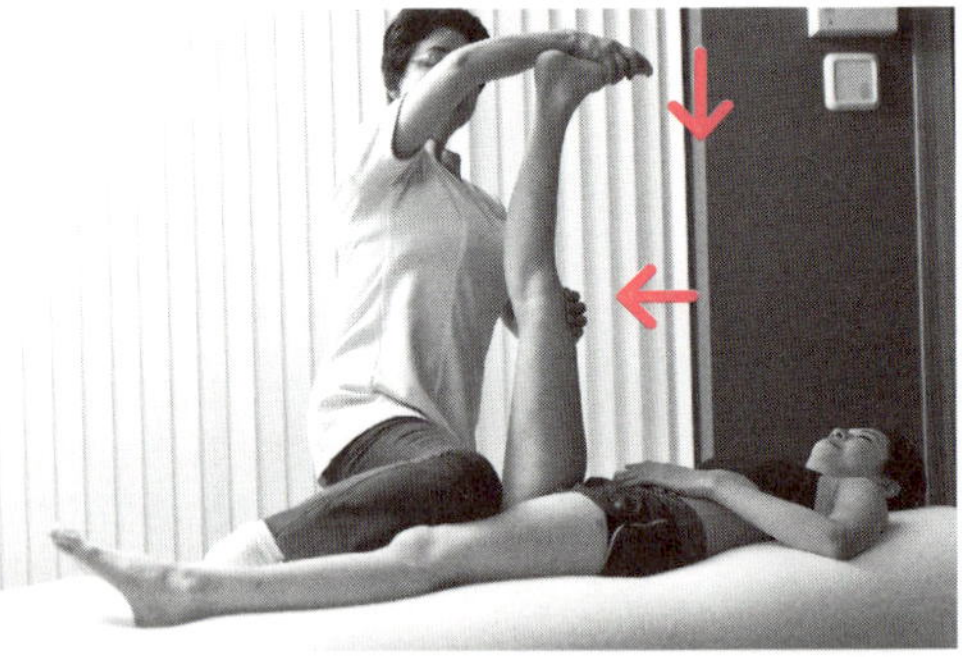

1 ハムストリングのストレッチ

足を挙上してもらい、反対側の足は浮かないように膝で押さえます。片手でクライアントの膝を押さえ、もう片方の手で足先を反らすように負荷をかけます。

POINT ハムストリングとは、大腿二頭筋、半腱様筋、半膜様筋の総称。

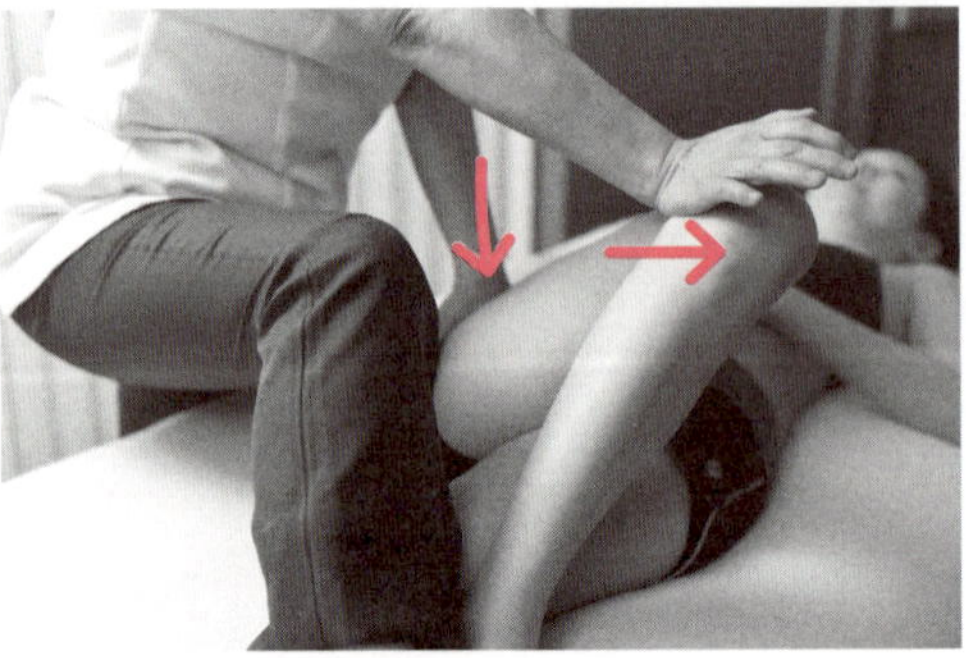

2 中臀筋のストレッチ

クライアントの足を交差させ、つま先をセラピストの足で固定します。クライアントの膝を反対側に圧迫します。腰が浮かないようにもう片方の手で押さえます。

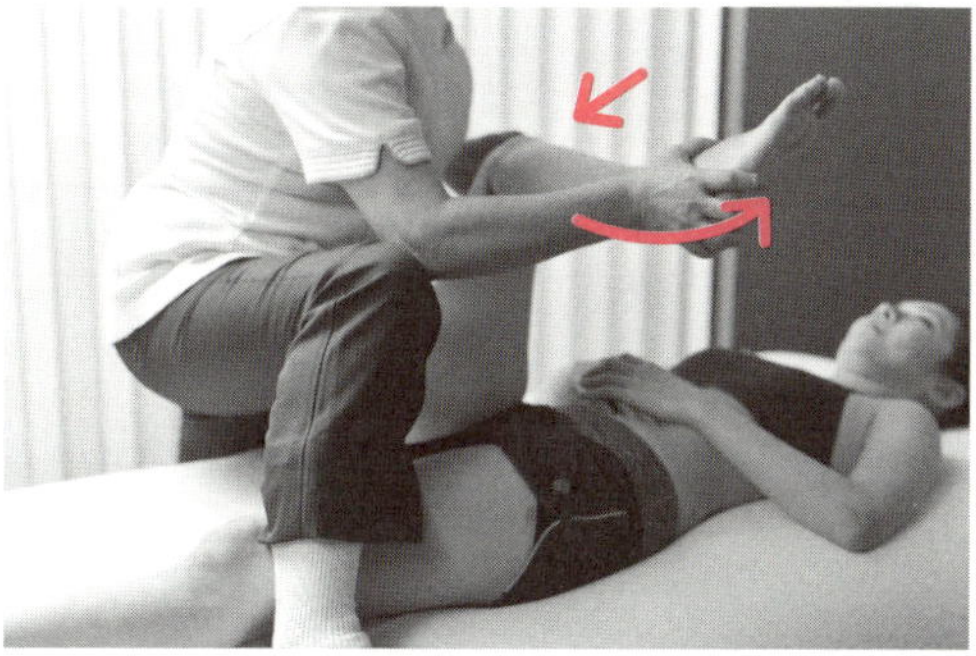

3 大臀筋のストレッチ

クライアントの膝を90度に曲げます。片手でクライアントの足首を、もう片方の手で膝を支え、セラピストは身体を前方に倒していきます。

POINT 大臀筋のストレッチの方向は人によって異なります。専門家の指導のもとで行い、決して無理をしないようにしましょう。

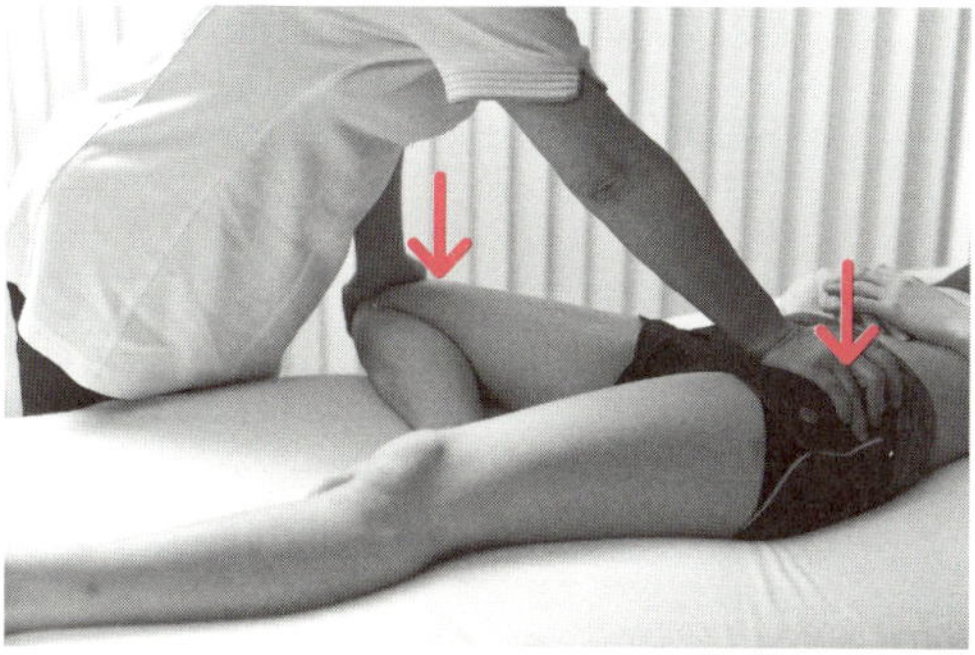

4 内転筋のストレッチ

クライアントに膝を曲げていただき、片方の手で膝を外側に倒して、圧迫します。反対側の腰が浮いてこないようにもう片方の手で押さえます。

5 腸腰筋のストレッチ、腸腰筋の圧迫

クライアントに膝を立てていただきます。鼠径部分で腸骨の内縁に母指を当て（大腿骨小転子の付近）、母指で指圧したまま膝をゆっくり伸ばしていきます。3回繰り返します。

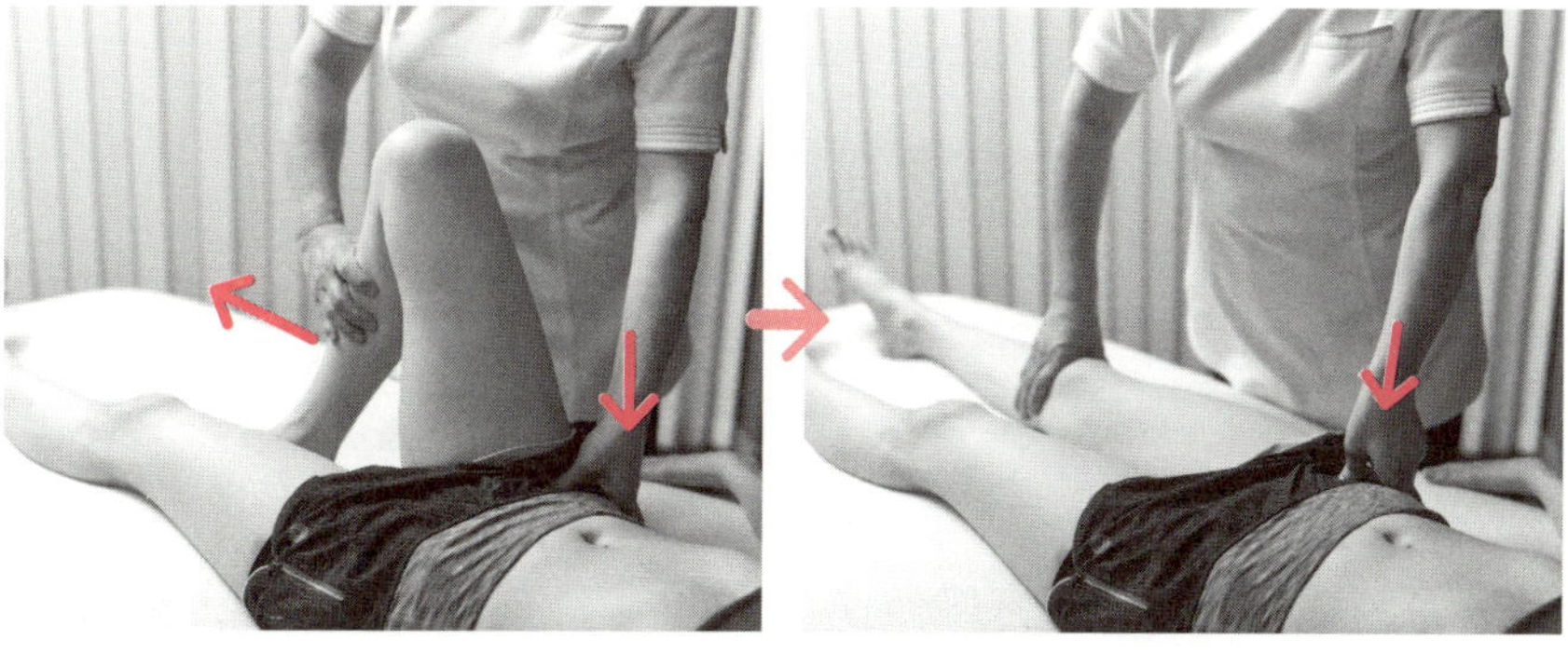

6. その他、下腿部へのアプローチ

下腿部の筋のストレッチで、膝窩と足首のリンパ節が刺激されます。

下腿部には、下腿三頭筋と呼ばれる腓腹筋とヒラメ筋があり、これらが筋肉ポンプとなり、下肢の血流やリンパを心臓に戻す役割をしています。足首のムクミや静脈瘤が出やすい部分です。

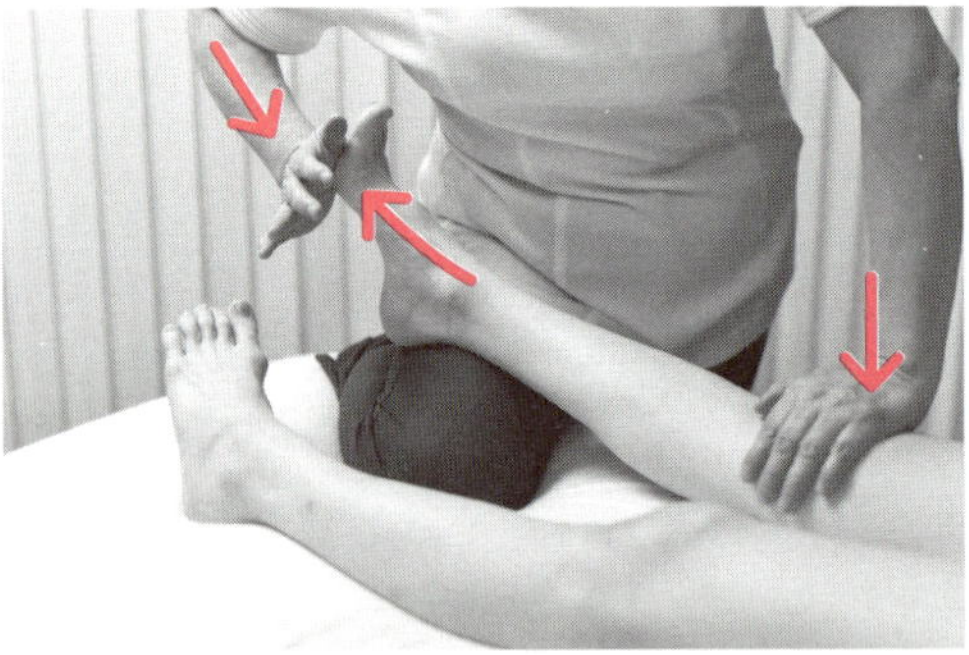

1 前脛骨筋の反動ストレッチ

クライアントの足首をセラピストの膝の上に載せます。クライアントの膝が曲がらないように軽く押さえ、クライアントは足指でセラピストの手を押します。セラピストは、1、2、3、4と圧迫して、5でゆるめます。

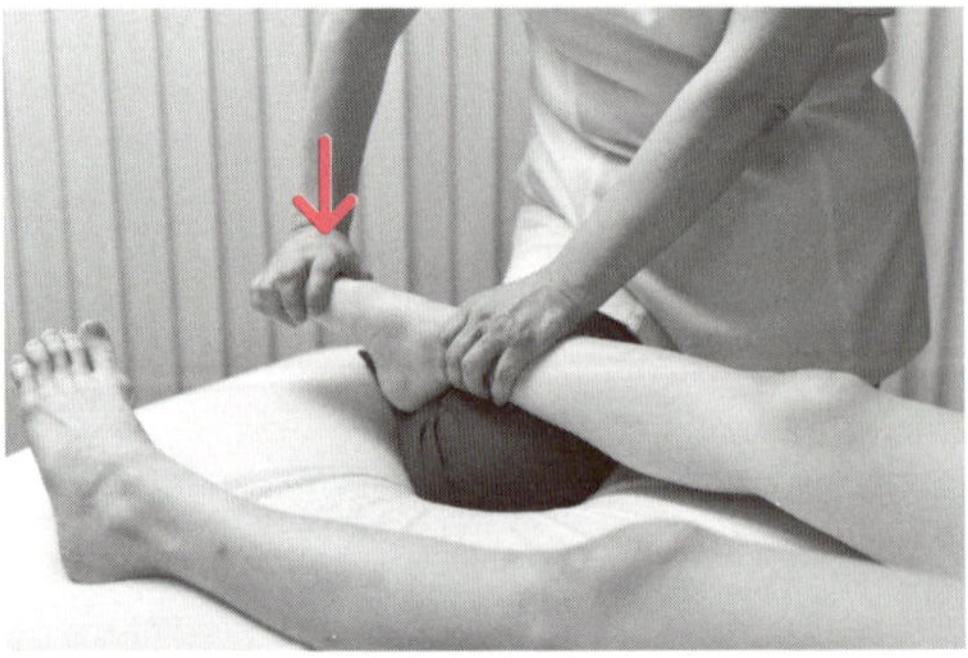

2 長趾伸筋のストレッチ

セラピストの膝の上に足首を置きます。足首を押さえながら、もう片方の手でゆっくり足背を伸ばします。

7 フラッシュリンパマッサージ

130ページの、2～7に当たります。ここでは下肢のフラッシュリンパマッサージをご紹介します。1で深部リンパ節を開放した後、下肢の軽擦から始まります。

下肢のフラッシュリンパマッサージ

下肢の施術は、下肢の浮腫を解消するだけでなく、全身の血流とリンパ流を改善します。最初に下肢後面、次に下肢前面を施術します。

1 下肢後面

【下肢後面】1．軽擦

1 下肢後面全体を手掌軽擦

手掌に全神経を集中させ、足先から下肢の付け根までゆっくり手掌を密着させ、両手で包み込むようにして軽擦します。またセラピストは軽擦をしながら、クライアントの筋肉のハリ、冷え、凝り、セルライトなども観察します。足先と膝窩は、3秒ずつ手掌で温めます。

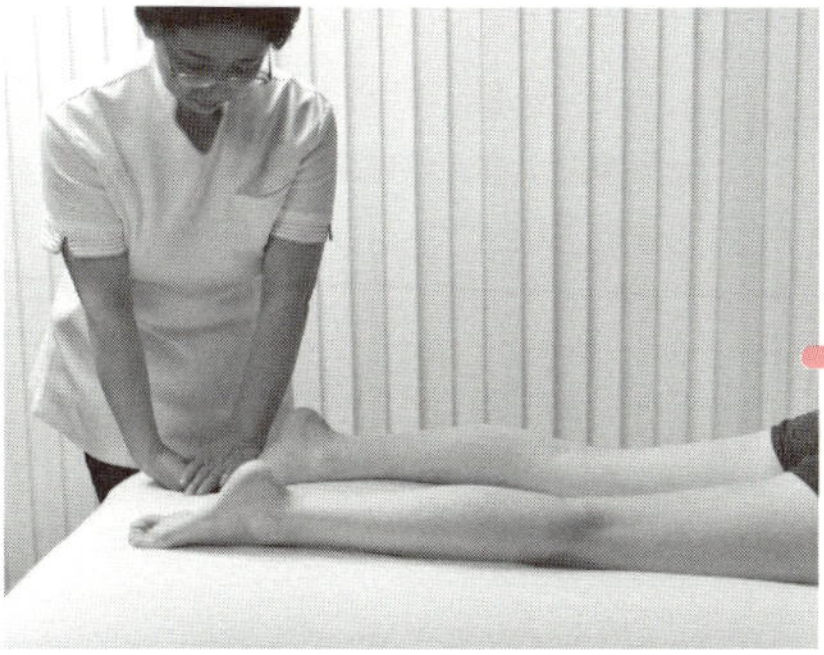

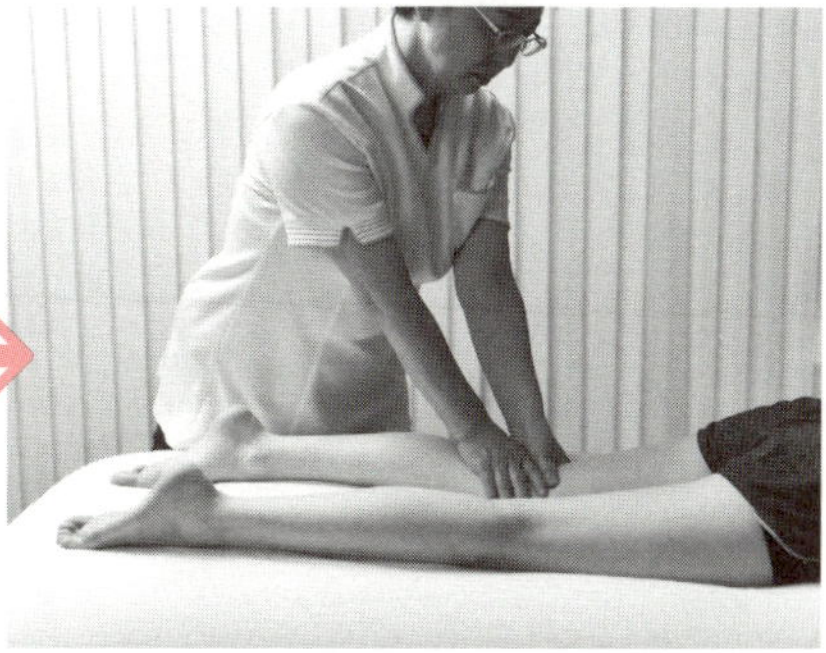

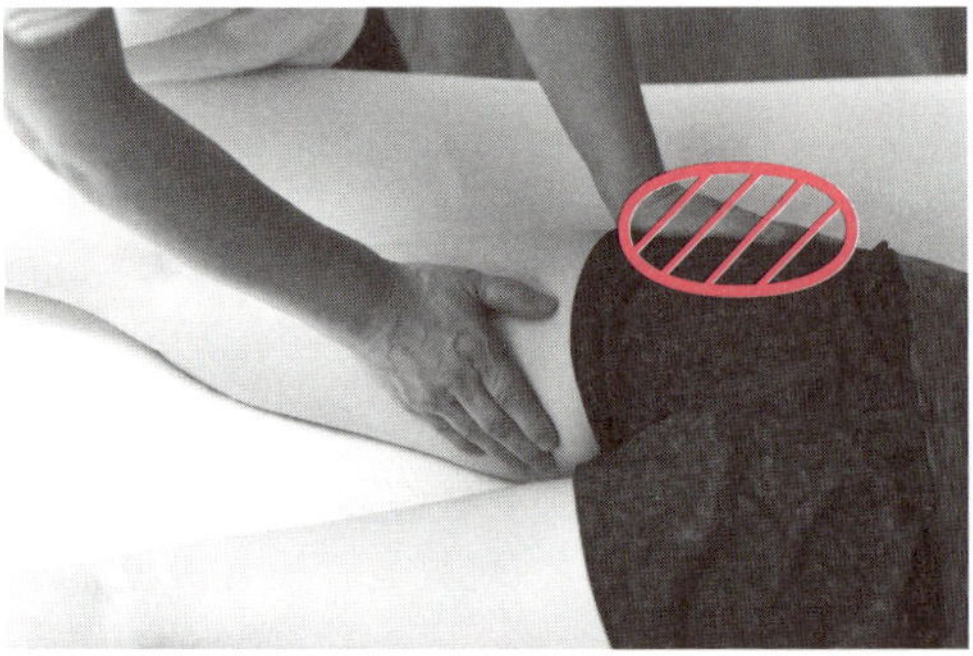

2 大転子の軽擦

大転子は温かくなるまで軽擦します。

【下肢後面】2. 筋肉の起始・停止への強擦

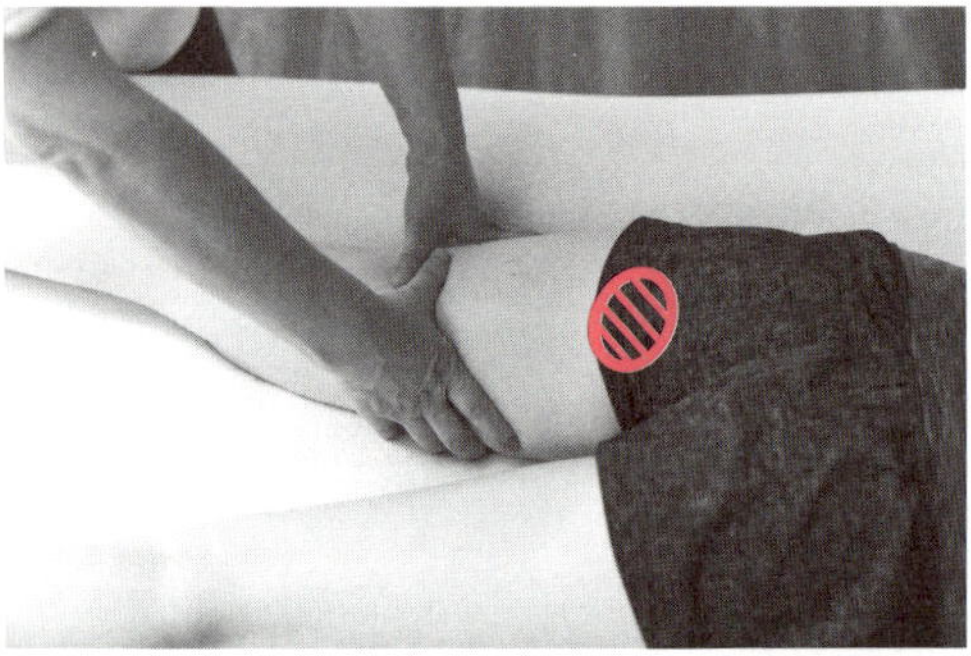

1 大腿後面と坐骨結節の強擦

大腿後面を両母指強擦した後、臀部中央の坐骨結節（ハムストリングの起始）を母指強擦します。

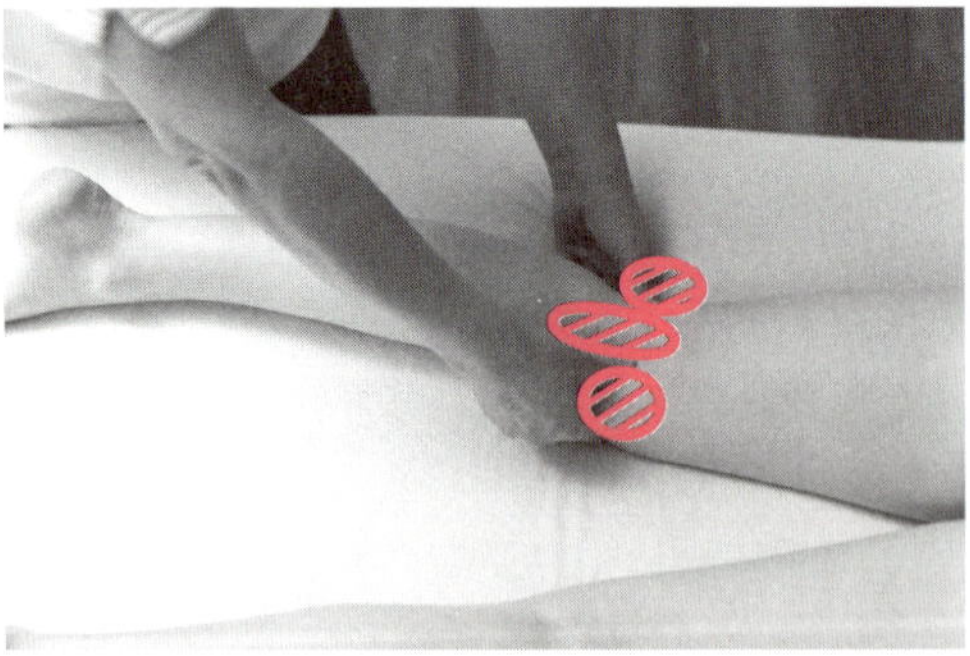

2 膝窩および大腿部内外（腓腹筋の起始）の母指強擦

膝裏および大腿骨の内側頭・外側頭（腓腹筋の起始）の母指強擦を行います。

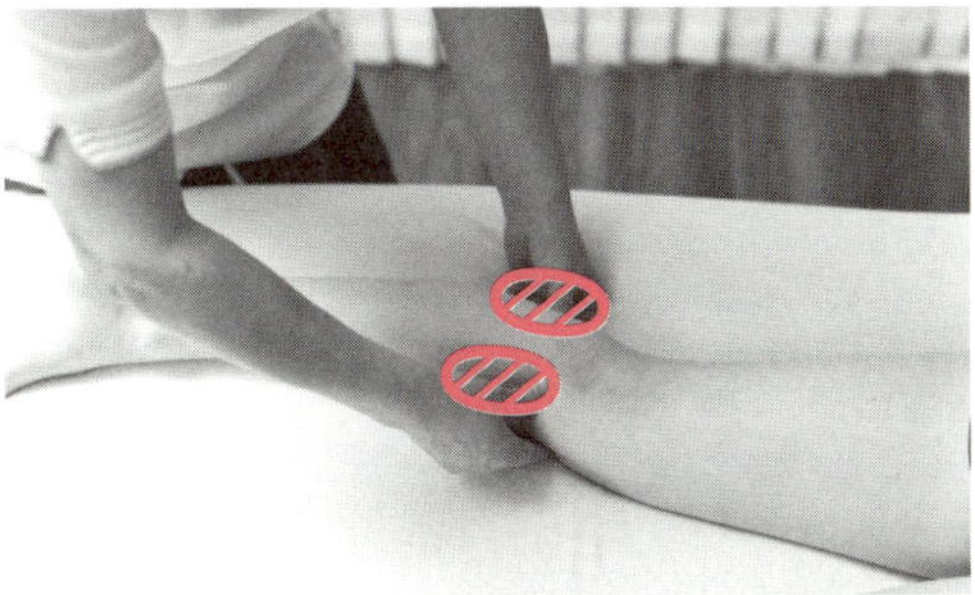

3 下腿外側（大腿二頭筋の停止）、下腿内側（半膜様筋、半腱様筋）の母指強擦

膝下の内側（脛骨内側）と外側（腓骨頭）を母指強擦します。

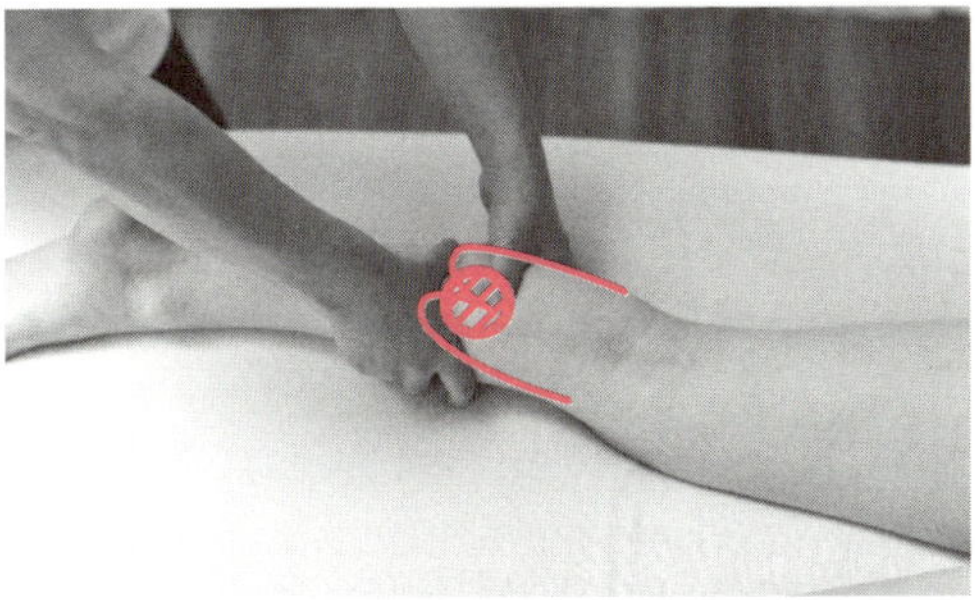

4 下腿（腓腹筋、ヒラメ筋との境）の母指強擦

腓腹筋とヒラメ筋の境で、ヒラメ筋から腓腹筋の移行部を母指強擦します。

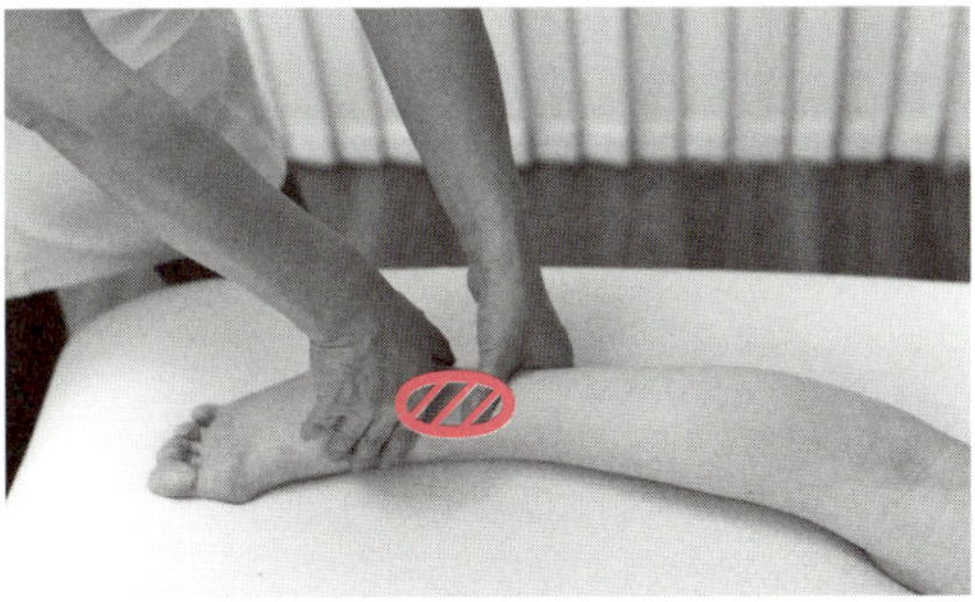

5 アキレス腱の母指強擦

アキレス腱の両側を交互に母指強擦します。ヒラメ筋はアキレス腱を経て踵骨後面に付着しています。

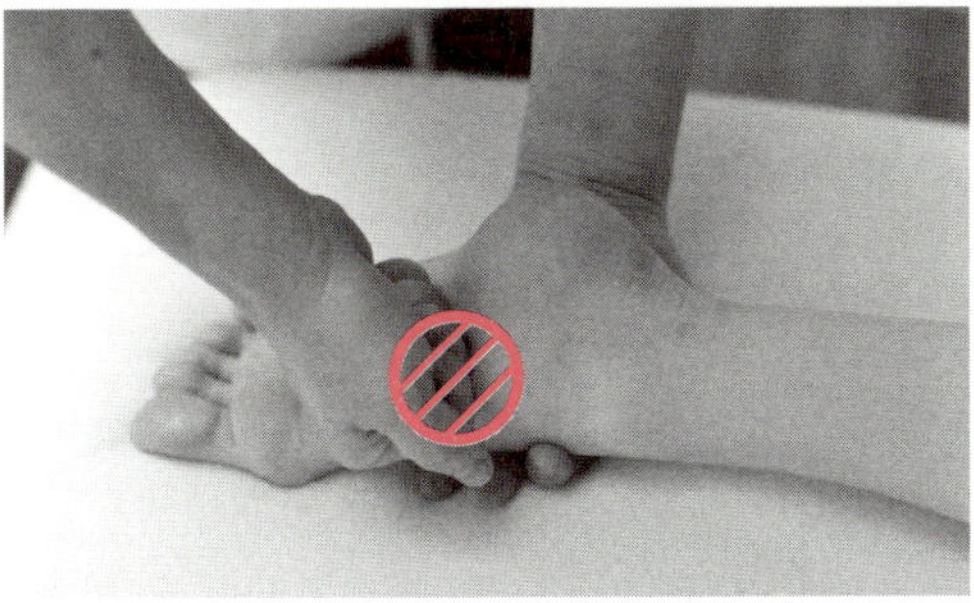

6 足底の四果強擦

セラピストの手掌で、クライアントの足首を支え、片方の手で土踏まずの部分を四果強擦します。

【下肢後面】3．筋膜へのアプローチ

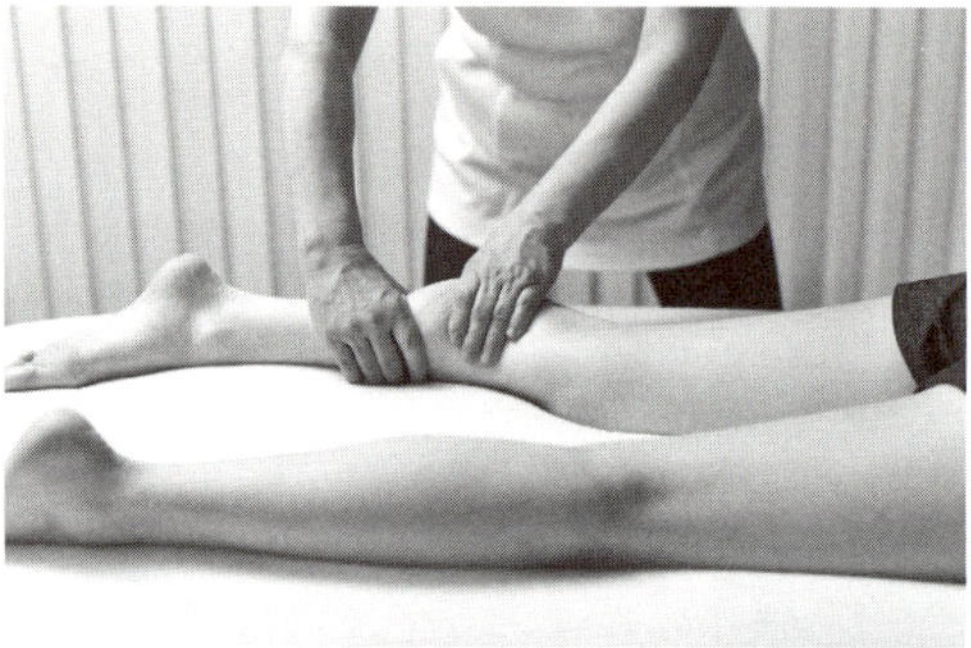

1 ふくらはぎの追従性揉捏

両手で筋肉をつかみ、対立する母指と四指でふくらはぎを挟むようなイメージで揉捏します。

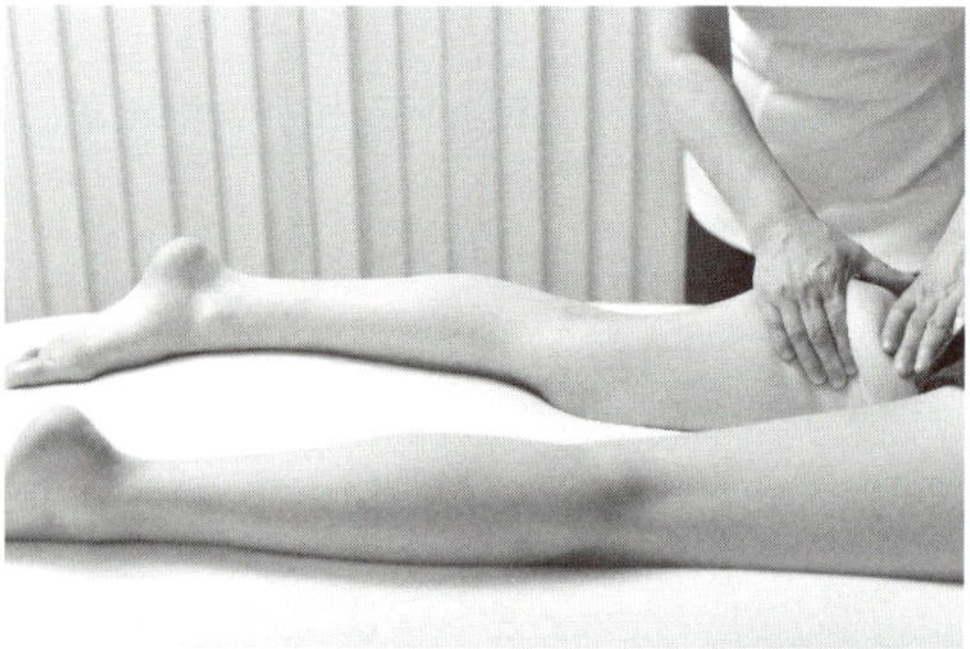

2 太ももの追従性揉捏

両手で筋肉をつかみ、太ももの内側部、外側部を揉捏します。対立する母指と四指で筋肉を挟むようにして揉捏します。

【下肢後面】4. フラッシュ手技

フラッシュ手技は、基本的に血流を増して、老廃物を排泄させたい部位に行います。そのため、施術部位はクライアントによって異なります。ここでは施術頻度の高い部位について解説します。

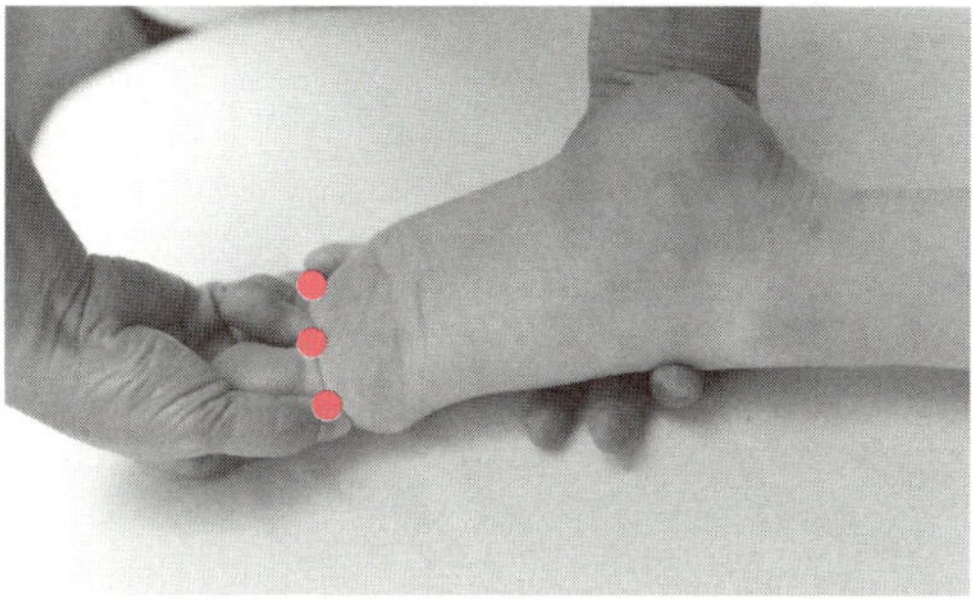

1 足指の付け根のフラッシュ手技

足指の付け根（基節骨）を母指と示指で挟んで刺激します。この部分は発赤を起こさなくても刺激を与えるだけで効果があります。

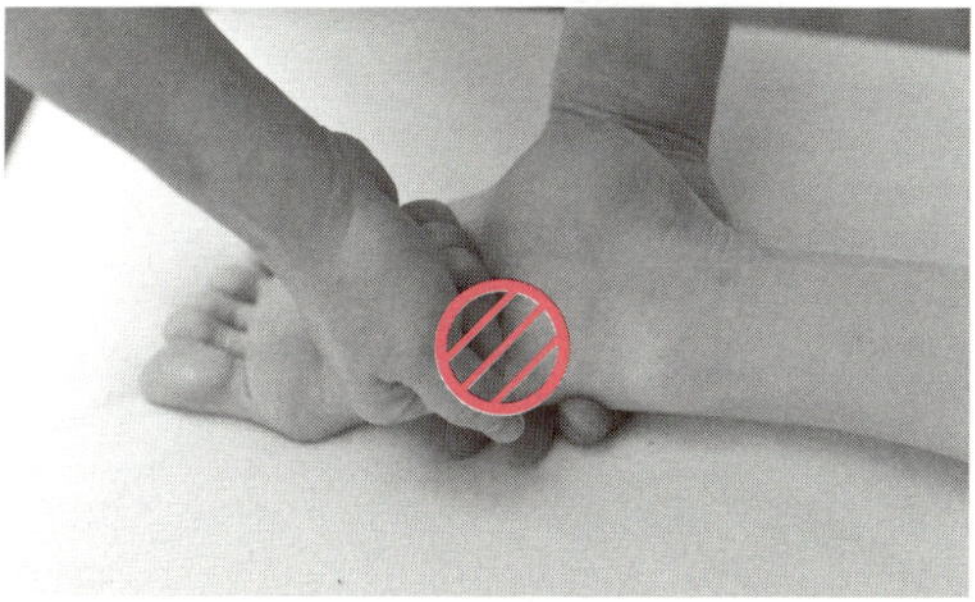

2 足裏のフラッシュ手技

足底に冷えや固さがある場合に行います。この部分は発赤を起こさず刺激を与えるだけでも効果があります。四果や母指で強擦します。

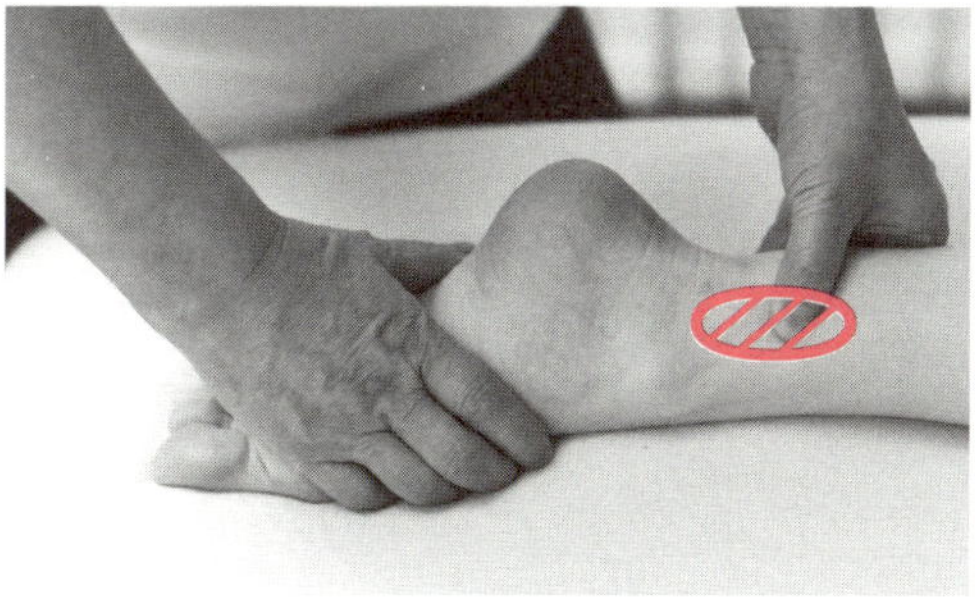

3 アキレス腱のフラッシュ手技

アキレス腱のキワを刺激します。

POINT 日常生活で歩かないなど、足を使わないことで、老廃物が蓄積します。

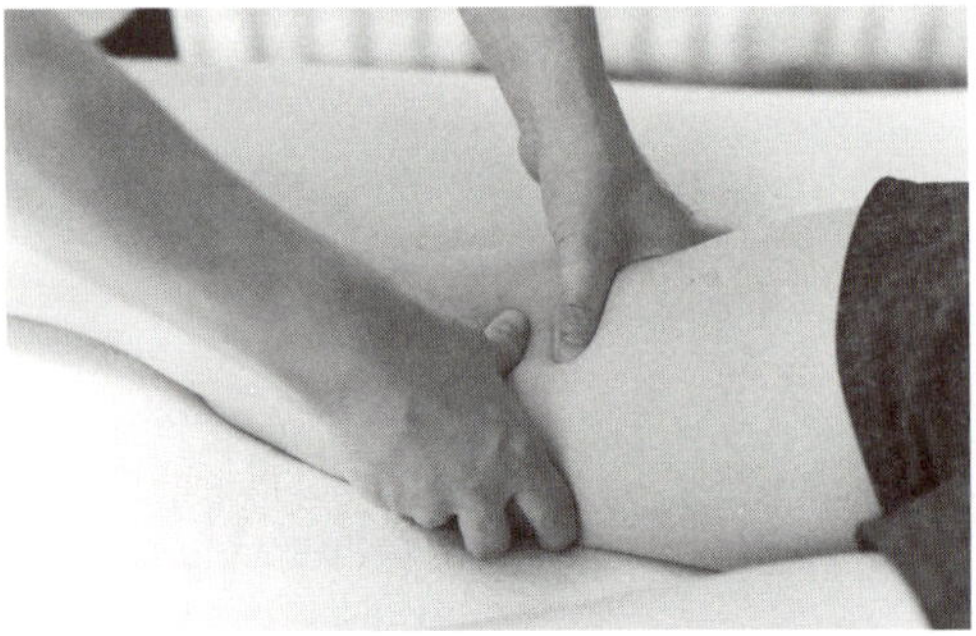

4 大腿二頭筋のフラッシュ手技

大腿後面の内・中・外の三部位を四指や母指で軽擦して老廃物を確認したら、母指や両母指で強擦して、発赤を起こします。

POINT 下肢後面は老廃物が溜まりやすい部位です。

【下肢後面】5．リンパ流分割線を考慮した軽擦

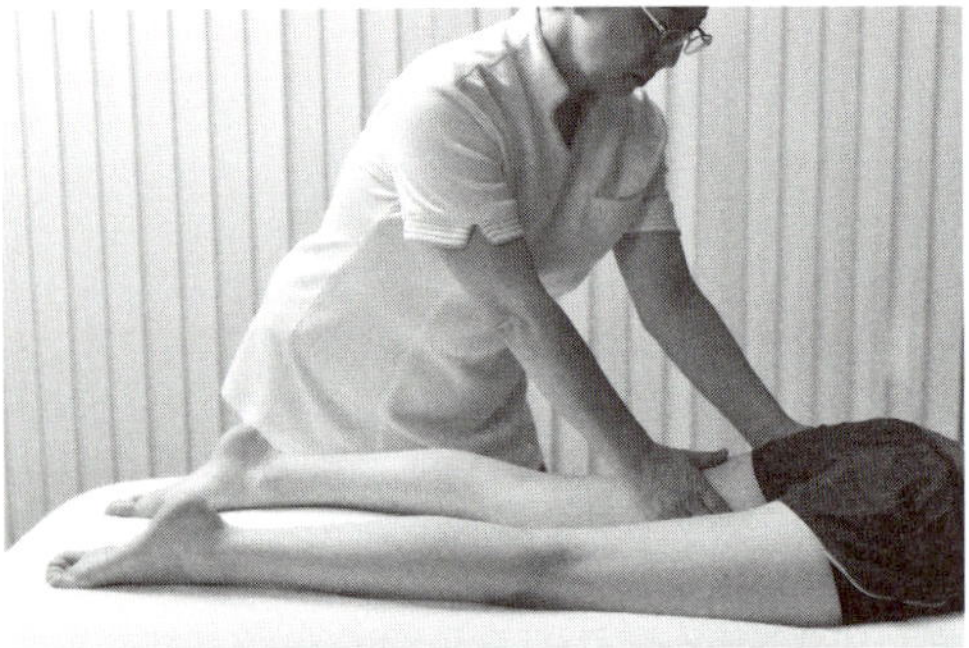

手掌を密着させて、図のリンパ流に沿って「→」の方向に軽擦します。足裏から始めて、最後は鼠径に流します。

①足裏→足首（前面に）

②足首（前面）→膝窩（膝裏に）

③膝窩（膝裏）→鼠径（前面に）

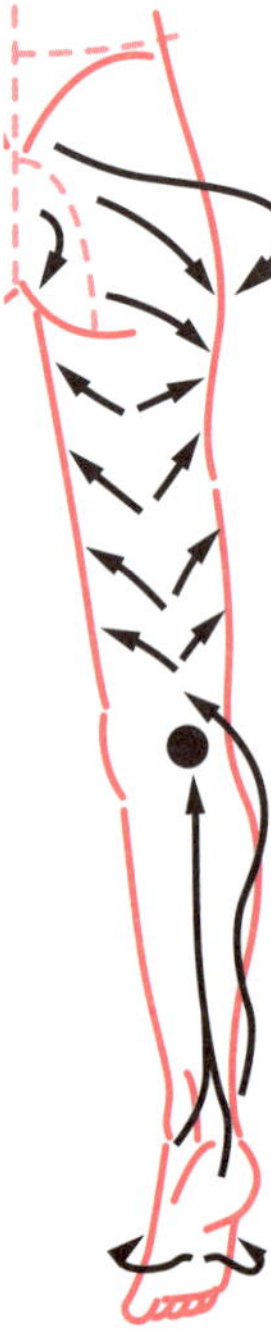

2 下肢前面

【下肢前面】1．軽擦

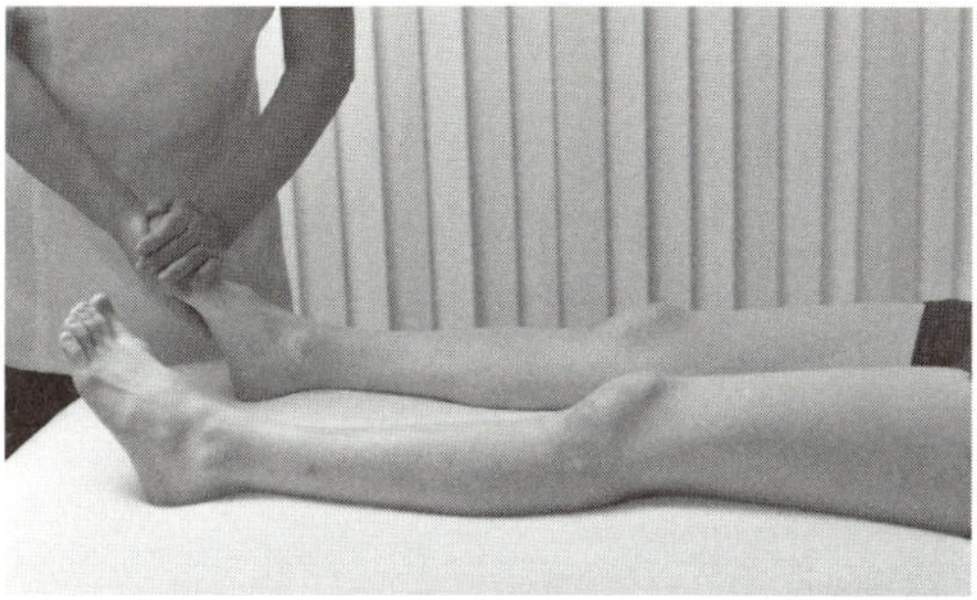

1-1 下肢前面全体を手掌軽擦

手掌に全神経を集中させ、足先から鼠径部までゆっくり手掌を密着させ、両手で包み込むようにして軽擦します。また、セラピストは軽擦をしながら、クライアントの筋肉のハリ、冷え、凝り、セルライトなども観察します。軽擦の最初は、足先全体を包むように圧迫します。

1-2 足首、膝上の温め

足首、膝上の関節の部分は、３秒ほど手を止めて密着させ、温めます。

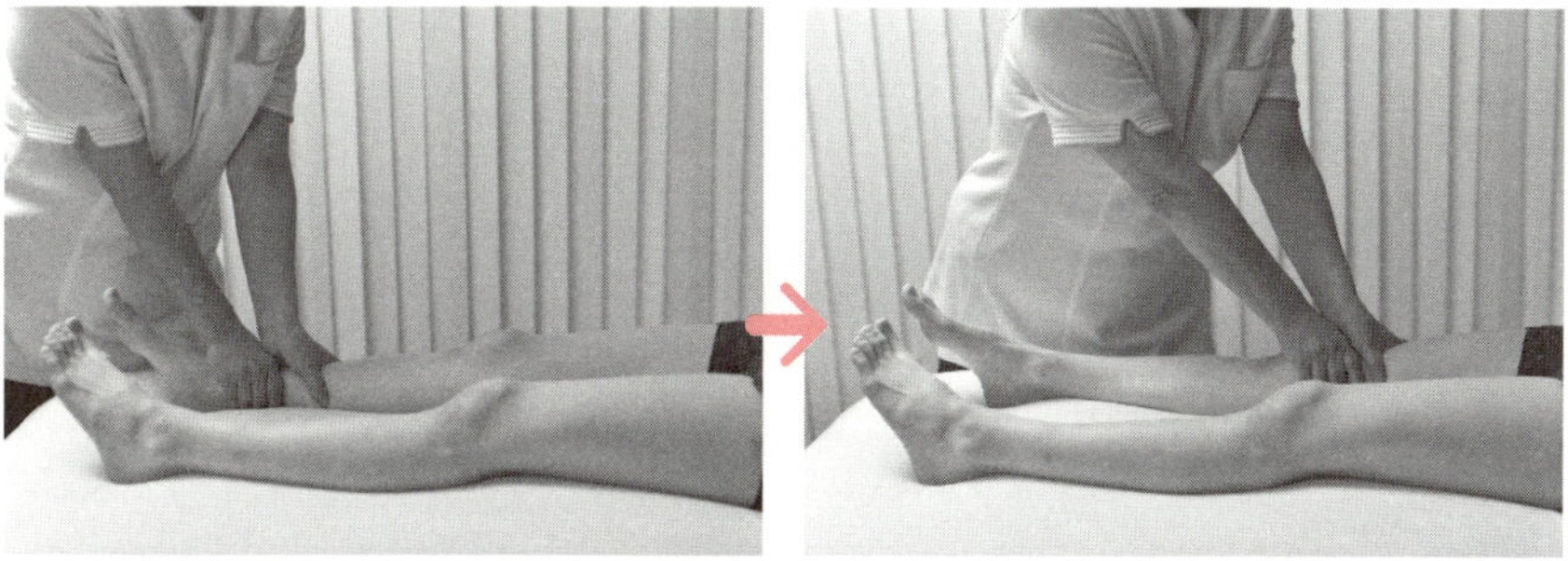

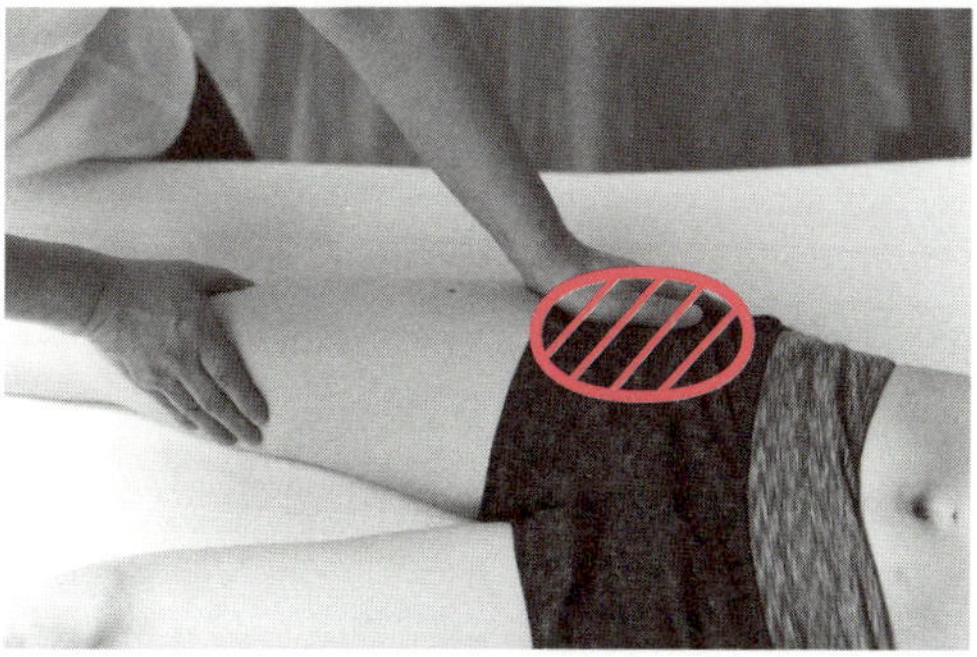

1-3 大転子の軽擦

大転子の部分は念入りに、温かくなるまで軽擦します。

【下肢前面】2. 筋肉の起始・停止部への強擦

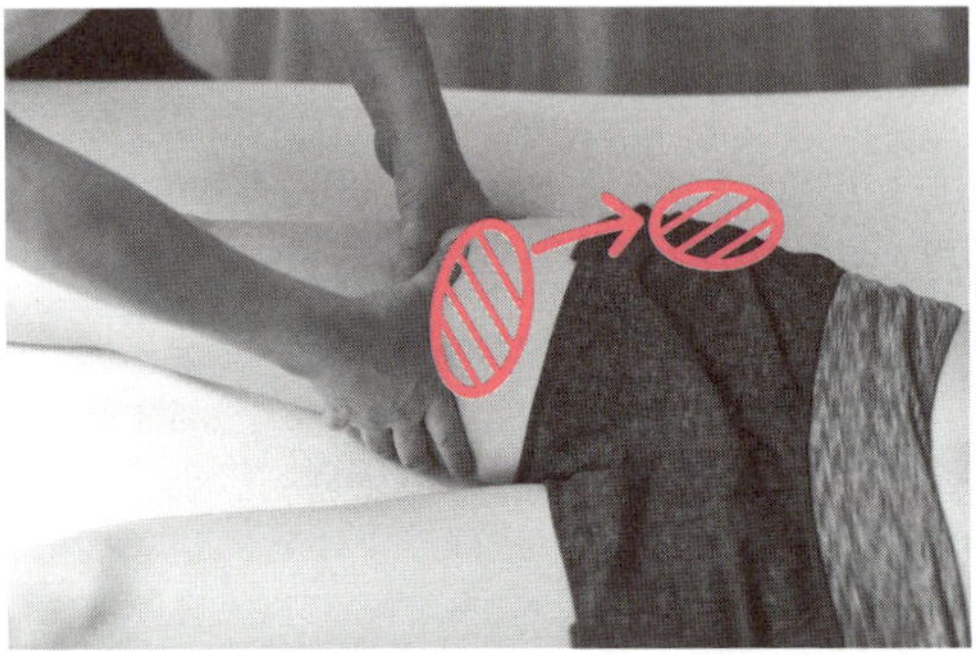

1 大腿四頭筋、腸骨の強擦

大腿四頭筋の筋腹中央部（①）から、腸骨（②）に向かって両母指で強擦します。

①大腿外側広筋・中間広筋・内側広筋の起始

②大腿筋膜張筋・縫工筋・大腿直筋の起始

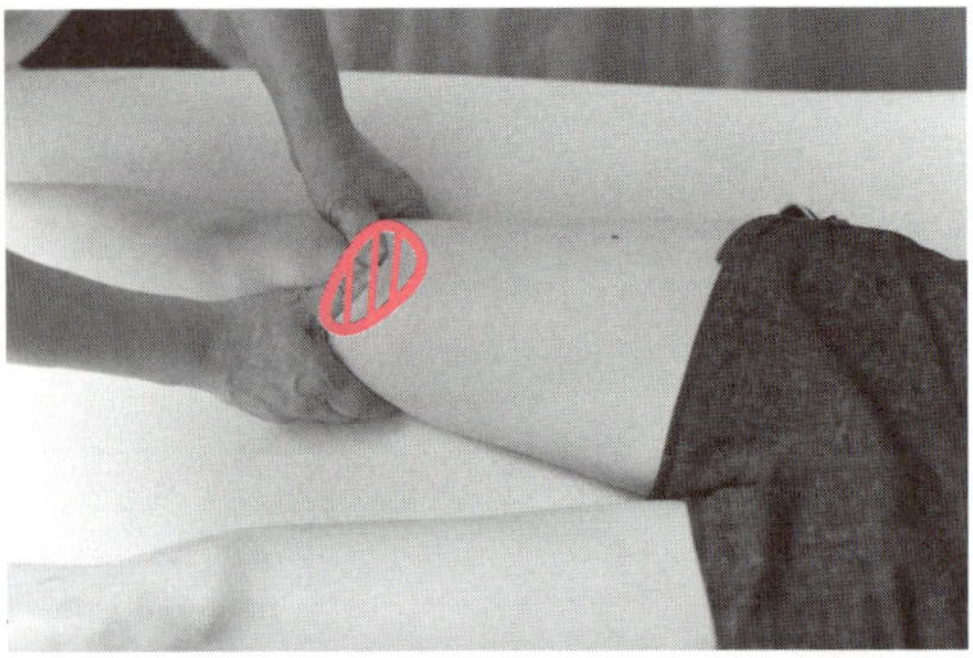

2 膝上の両母指強擦

膝蓋骨の上部は大腿四頭筋の収束部分です。この部分を両母指で強擦します。

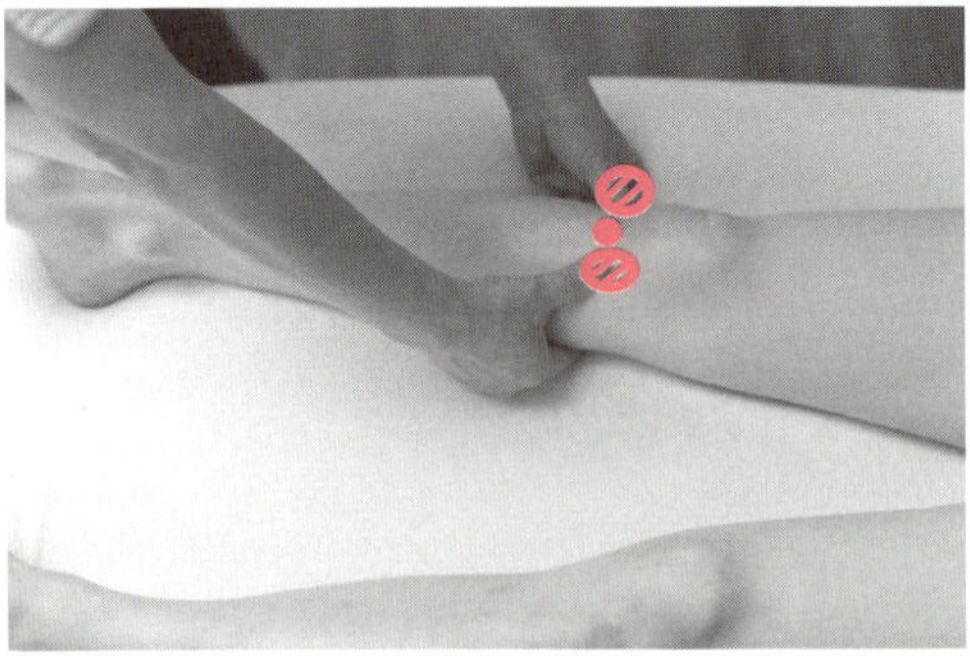

3 膝下の内外中央の母指圧迫

・膝下内側：縫工筋・薄筋の停止

・膝下中央：大腿四頭筋の停止

・膝下外側：大腿筋膜張筋の停止

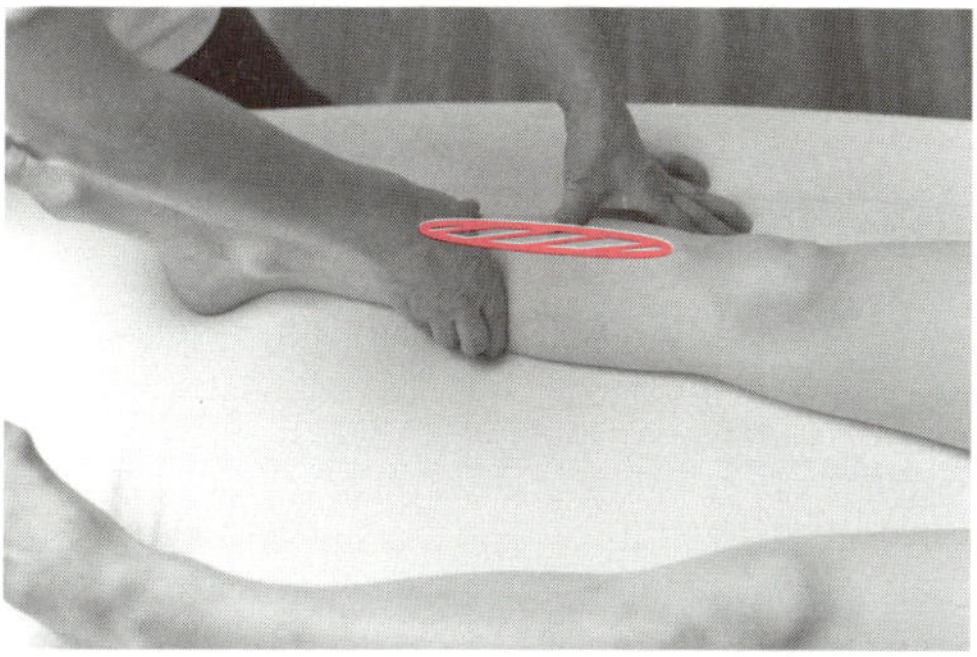

4 脛骨と腓骨の間の母指強擦

POINT 足指を動かす長指伸筋の起始部です。足指の冷え、浮腫に効果があります。

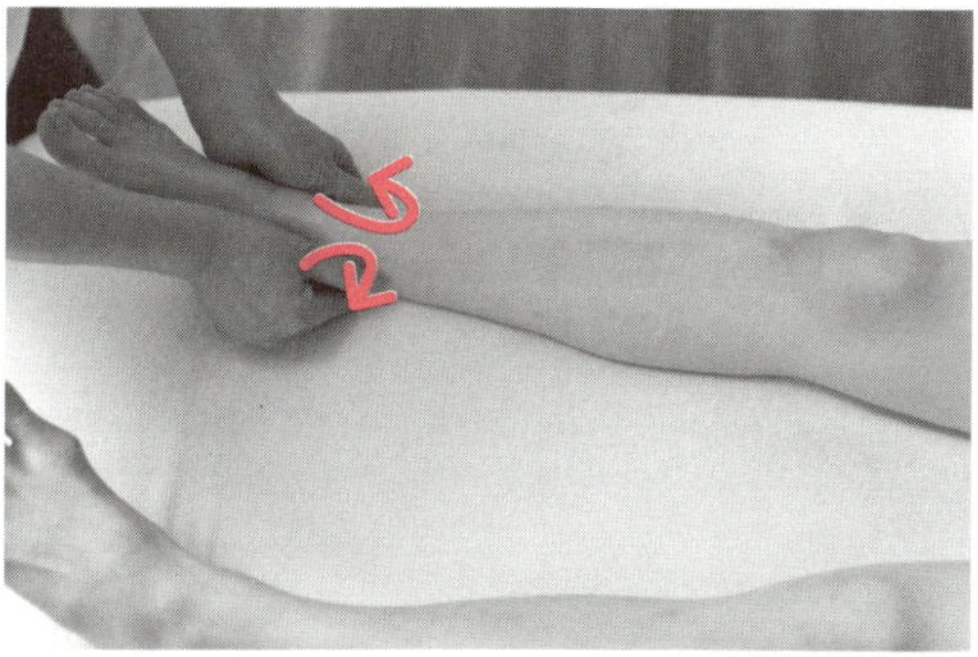

5 内踝、外踝の母指強擦

POINT 内踝と外踝は、足関節の背屈・底屈、足の外反・内反、足趾の屈曲・伸展などに関与します。つまり、下肢の関節ポンプに影響を与えます。

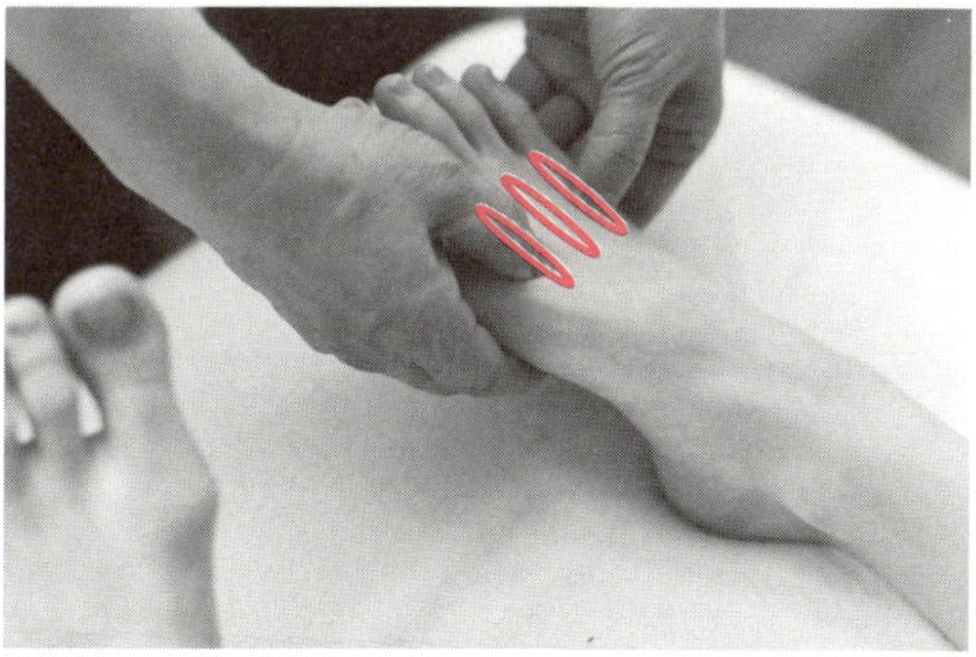

6 足背筋の母指強擦

POINT 足背筋は、足を蹴って前に踏み出す時に働く筋肉群です（短母趾伸筋、短趾伸筋）。

【下肢前面】3．筋膜へのアプローチ

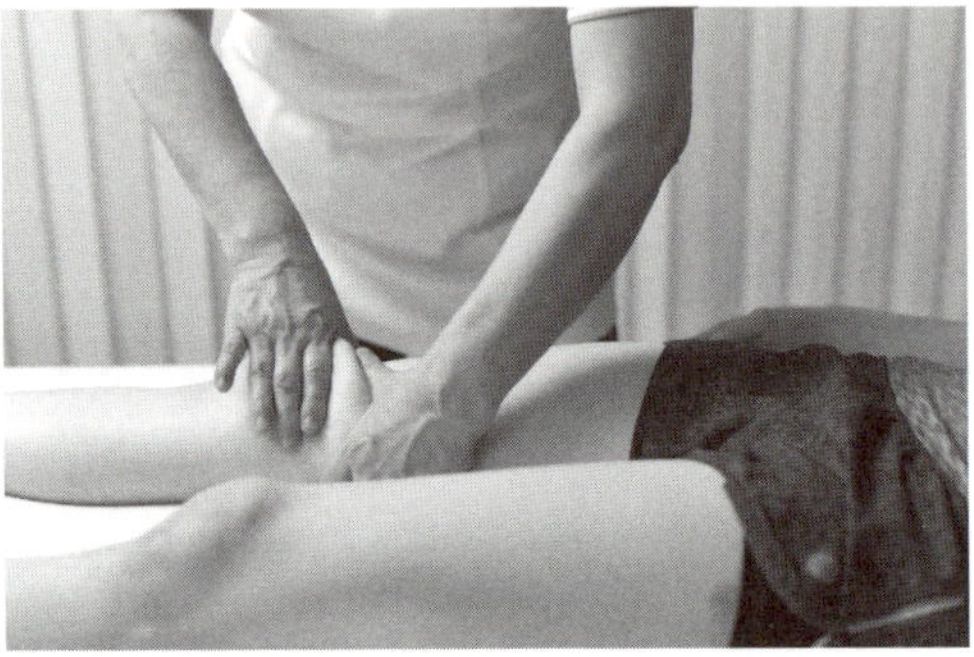

3-1 膝蓋骨《しつがいこつ》上部の追従性揉捏

POINT 筋肉をしっかり把握して行います。起始停止部へのアプローチの後に行うことで、老廃物排泄がより促進されます。すり足で歩く人、階段を使わない人などに効果的な施術です。

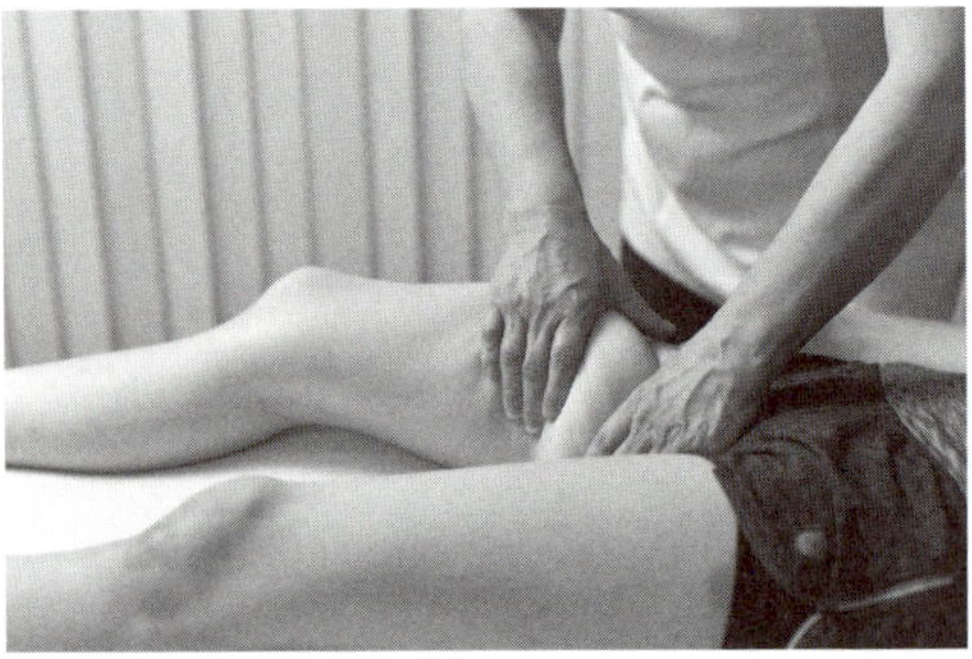

3-2 大腿内側・中央・外側の追従性揉捏

大腿部では、内側・中央・外側の三つの部分に分けて、追従性揉捏を行います。四指と母指で筋肉を捉えて揉捏します。

【下肢前面】4．フラッシュ手技

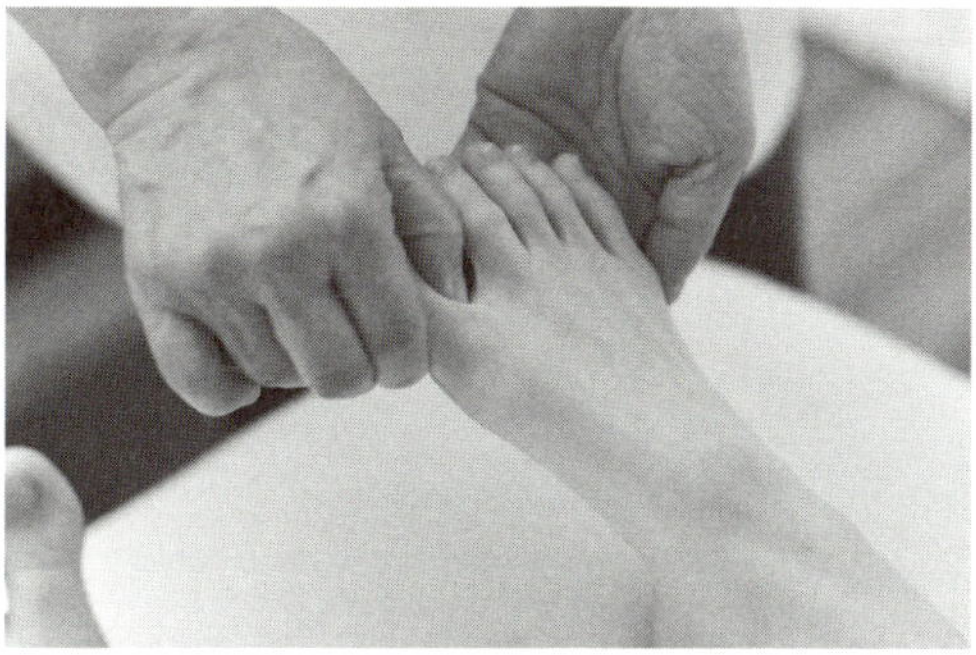

1 足指のフラッシュ手技

足指の付け根（基節骨）を母指と示指でつまみ、強圧迫します。神経が密な部分のため、強刺激のみで、発赤は起こさなくてもかまいません。

POINT 最初の軽擦で老廃物の滞りがあった部分に発赤を起こします。写真は老廃物がたまりやすい部位。

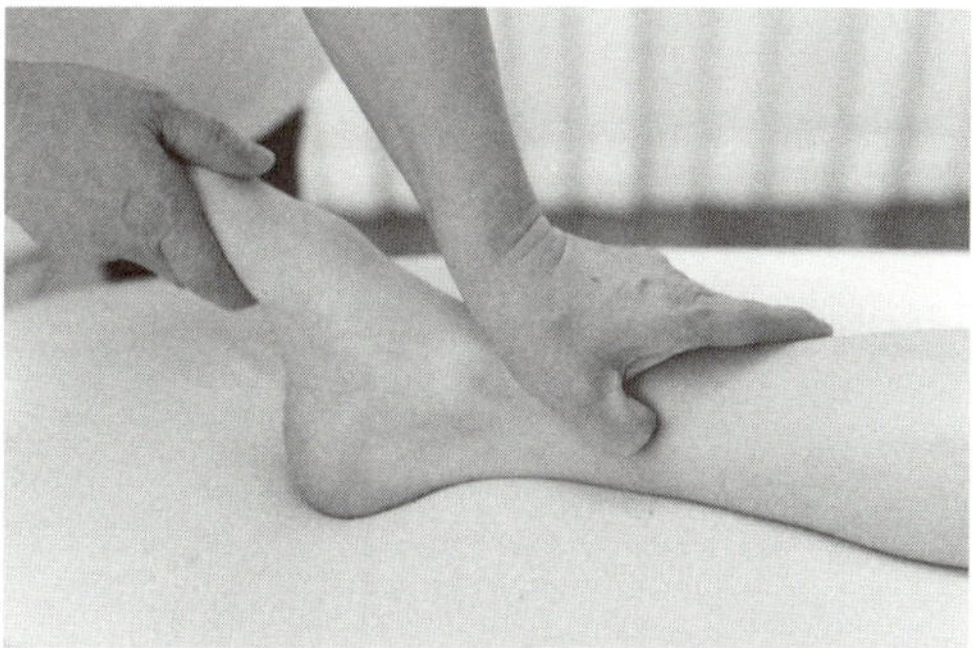

2 内踝から脛骨内縁のフラッシュ手技

内踝から脛骨の内側縁でセルライト部分を母指頭強擦します。

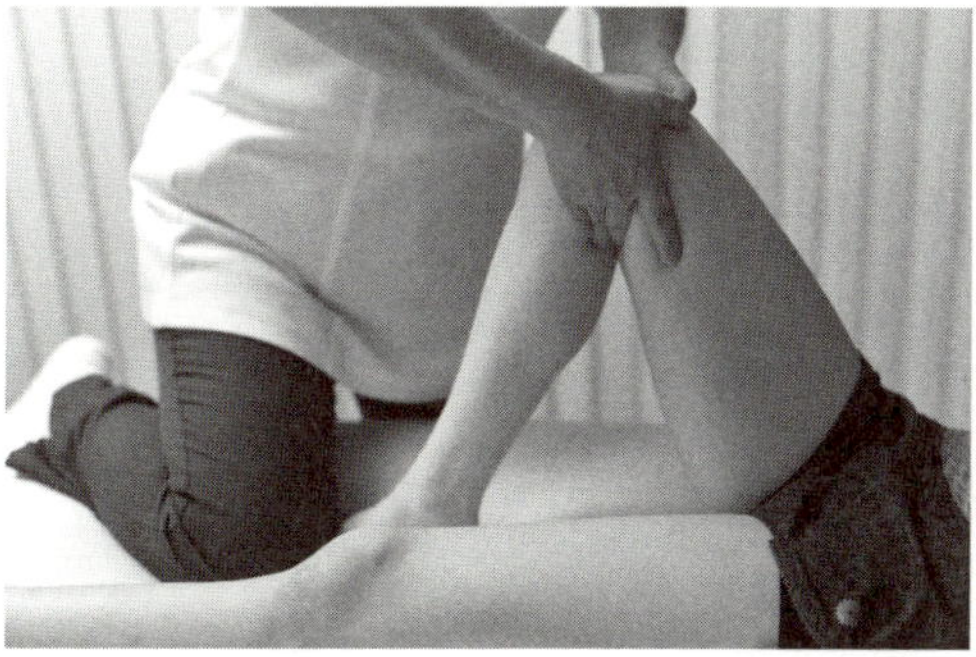

3 膝蓋骨上部へのフラッシュ手技

膝蓋骨上部のセルライト部分に行います。クライアントの足を立て、膝にテンションをかけた状態で両母指強擦を行います。セラピストは、クライアントの膝が伸びないように、足先を膝で押さえます。

【下肢前面】5. リンパ流分割線を考慮した軽擦

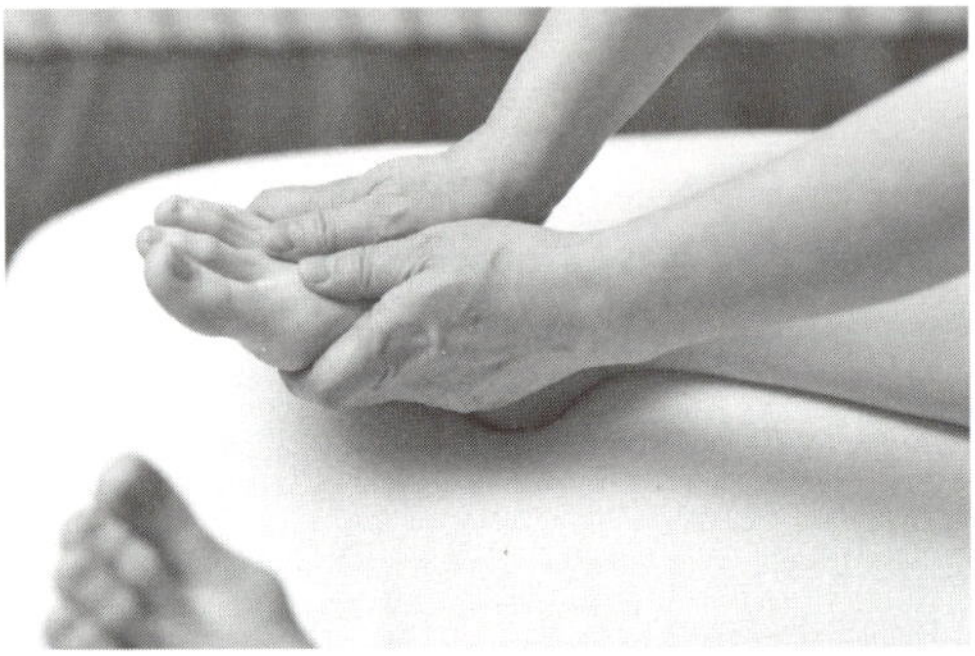

手掌を密着させ、ゆっくりと身体全体を使って、軽擦します。図のリンパ流に沿って、足首から効率よく浅層のリンパ液を流していきます。

①足先→足首

②足首→膝窩（膝裏に）

③膝窩（膝裏）→鼠径（前面に）

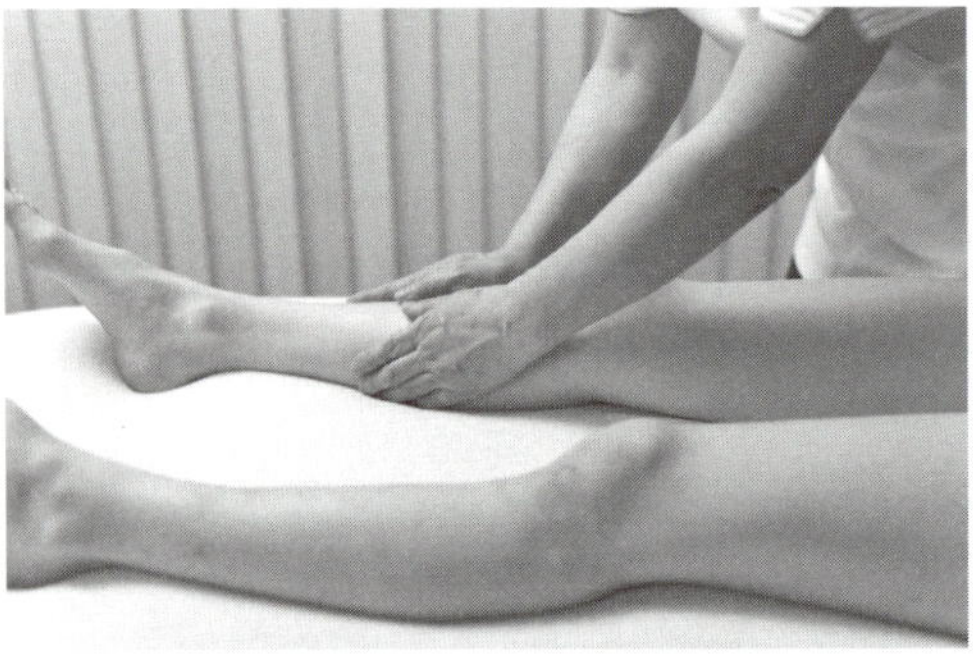

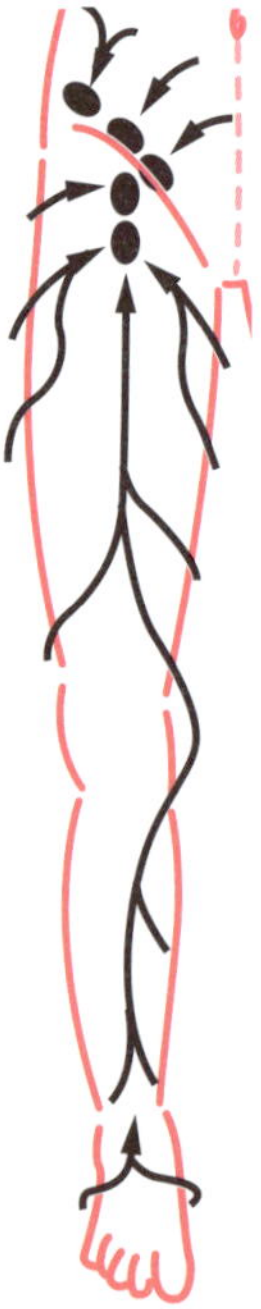

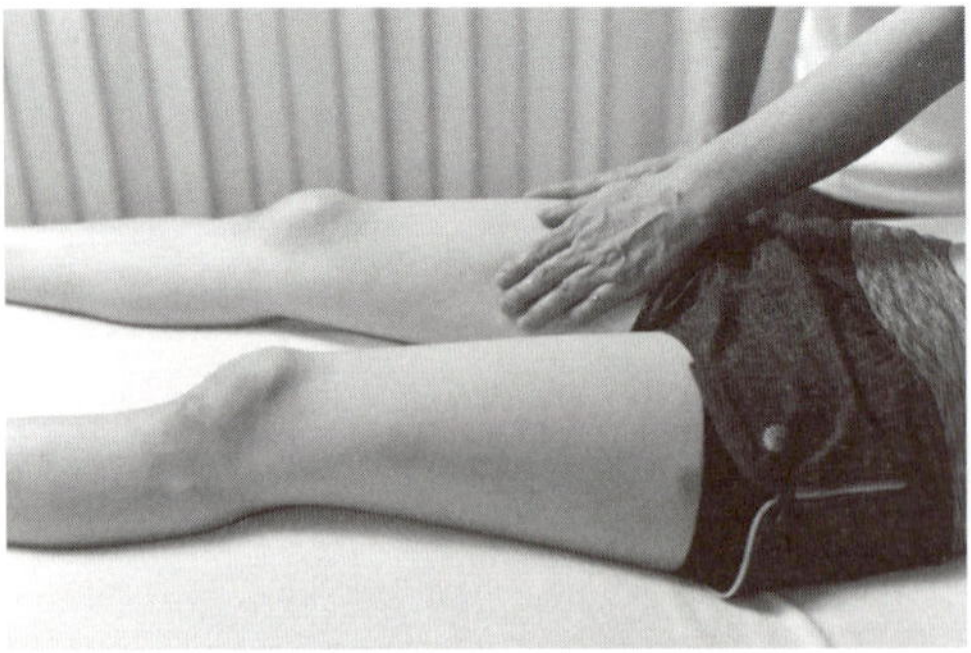

8 バンデージ手技

筋全体にバンデージ圧をかけることで、伸筋と屈筋の拮抗筋に、同時に筋収縮を起こすことができます。動脈拍動が高まり、筋肉ポンプと動脈拍動の作用で、浅層・深層の両層の血流とリンパ流が増します。また、末梢血管が拡張し、副交感神経が優位となることで、ストレスの緩和が期待できます。

また、真皮層の乳頭層に血液が届くことで、ターンオーバーが促され、肌のハリ・弾力が増します。

バンデージは、伸縮性のある医療用のものが最適です。足首、下腿、大腿の部位によってバンデージの太さを使い分けます。

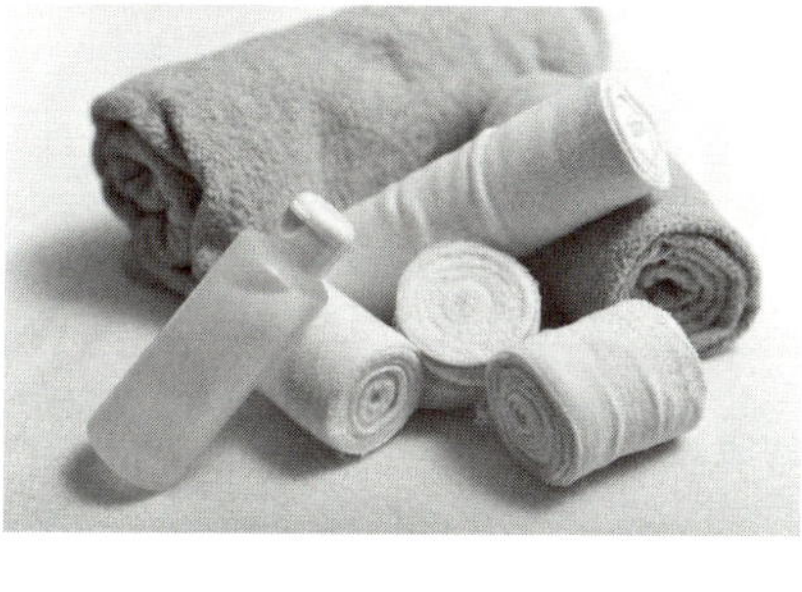

9 温熱療法

リンパ液の排液が最も高くなる表面温度（37～41℃）を保ち、リンパの排液を高めます。バンデージ手技との併用で、より強力に浅層・深層の両層でのリンパ集液効果を高めます。時間は15～20分で、クライアントがお顔に汗をかいたら、温熱療法を終了します。

10 ディープ・リンパマッサージの禁忌症

ディープ・リンパマッサージは、一般的なリンパドレナージュに比べて10倍以上のリンパ排液効果があります。

そのため、循環器系、肝臓、腎臓などに何らかの疾患のある方や、内出血しやすい方、免疫力が極端に下がっている方などは対象ではありません。この施術の対象者は、あくまでも健康な人です。

※注意！：禁忌症でない場合でも、施術時、身体に何らかの不調がある場合は、施術の対象にはなりません。セラピストは必ず問診をして、不調の有無を確認します。

禁忌症

・病原菌（細菌、ウィルス、真菌類等）による急性炎症、風邪、熱の出ている時
・心臓病　・腎臓病　・悪性腫瘍　・血小板減少症

▼頚部に対する禁忌症
・頚部の疾患　・甲状腺機能亢進症　・上大静脈症候群
・頚動脈洞症候群　・高血圧　・不整脈

・高齢の方

▼腹部に対する禁忌症

・妊娠　・生理　・リング（子宮内避妊用具）
・腹腔内の炎症　・潰瘍性大腸炎
・放射線結腸炎、放射性膀胱炎　・大腸、小腸の多発性憩室症
・大動脈瘤　・腸閉塞（既往症も含む）
・重度の骨盤静脈血栓症（既往症も含む）
・浮腫チェック法を行った時や、処置の際に原因不明の痛みを感じる時
・てんかん　・高齢の方

以上がディープ・リンパマッサージの施術です。いかがでしたか？
皆さまが、このディープ・リンパマッサージで、多くの方々に幸せな時間を与える施術者として
ご活躍されることを願っています。

おわりに

最後までお読みいただき、ありがとうございます。

「お客様に充実した人生を送ってもらいたい！」 私はその基盤となるのが「心と身体両方の充実」だと信じて、心と身体を同時に改善する施術はないかと模索してきました。そして構築したのが、「ディープ・リンパマッサージ」です。まず身体の老廃物を取り去ること。そうすることで、心も変化し、心の老廃物も取り去ることができるのです。

現在行われている一般的な「浅層に作用するリンパドレナージュ」は、排液能力の低い病人に対して、医療系で行われていた施術です。健康な人は、排液能力が病人に比べて高いわけですから、もっと強力な排液リンパ施術にも身体が対応できるのです。それが、浅層だけでなく深層にまで働きかけ、10倍以上の排液を行う「ディープ・リンパマッサージ」です。

排液能力の高い健康なうちに、老廃物を強力に排出しておけば、高齢になっても老廃物の少ない、疲れない身体を維持することができ、心まで前向きになります。

浅層だけのリンパ施術は、走れる人に「ゆっくり歩いてね！」と言っているようなも

Deep Lymph Massage

のです。それよりも、走れるうちに体力をつけておけば、高齢になっても体力の低下を遅くし、充実した人生を送ることができるのです。私は「ディープ・リンパマッサージ」で、心と身体の両方を充実させ、人生を謳歌する人たちを大勢見てきました。

「ディープ・リンパマッサージ」を受けられる健康な人はラッキーです。健康である皆様が、より健康で前向きに、永く人生を謳歌するために、深部リンパの排液メカニズムを理解していただき、健康なうちに「ディープ・リンパマッサージ」で素晴らしい人生を過ごしていただきたいと思います。

リンパについて学ぼうとしたとき、リンパ初心者の参考書籍が少ないと感じました。それが、この本を書こうと思ったきっかけです。

最後に、「本を出したら?」と私の背中を押してくださった斎藤徹郎様、佐藤芳子様、五十嵐和也様。また、ストレッチをご指導してくださった山田晃広先生。そしてパソコンにへばりついている私を、何も言わずに見守ってくれた主人。また、最後まで私の原稿に、辛抱強くお付き合いくださった、BABジャパン木村麗様、佐藤友香様に感謝いたします。

2017年3月吉日　夜久ルミ子

著者・夜久 ルミ子（やく るみこ）

薬科大を卒業後、薬剤師として医療センターの薬局に勤務。しかし、西洋医学の対症療法に疑問を抱き、ホリスティック医学に興味を持って東洋医学を学ぶ。鍼灸・マッサージ師の資格を取得し「薬もわかる東洋治療家」として開業。多くの患者さんから支持を得るも、患者さんにストレスが多く、心身両面のケアの重要性を痛感する。

ストレスケアのために「脳科学」「心理学」を学び、癒しと美の技術としてエステ、アロマセラピーを習得。ビューティー総合資格保持者となる。西洋医学、東洋医学、アロマ、エステなどの知識と技術を総合的に組み合わせ、心身両面のストレスケアと外見の美を実現するデトックスメソッド「ディープ・リンパマッサージ」と「WATCH セラピー ®」を開発。

現在、「日本唯一のビューティースペシャリスト」として、「RUBYZ」（サロン、スクール。千葉県柏市と東京表参道の2校）にて、施術と指導を行う。また、日本全国のサロンにて、講習や講演も行う。

主な保持資格：薬剤師、臨床検査技師、はり師・きゅう師・あん摩マッサージ指圧師、CIDESCO 国際エステティシャン、一般社団法人日本エステティック協会認定 TEA、一般社団法人日本エステティック協会認定指導講師、同協会ソシオエステティシャン、エステティック業協会認定講師、AEAJ 認定アロマインストラクター・アロマセラピスト、WATCH スペシャリスト、ディープ・リンパスペシャリスト、等。

「RUBYZ」（サロン、スクール） http://rubyz.jp/

撮影：漆戸美保
モデル：梅澤友里香
撮影ヘアメイク：羽鳥美保
イラスト：佐藤末摘、廣田雅之
装丁：ギール・プロ
本文デザイン：澤川美代子

誰でもリンパがわかる！ 誰もが効果を出せる!!

深部《ディープ》リンパ療法 コンプリートブック

2017年 4月30日 初版第1刷発行
2023年 2月15日 第5刷発行

著者
夜久ルミ子

発行者
東口敏郎

発行所
株式会社 BAB ジャパン
〒151-0073 東京都渋谷区笹塚 1-30-11 4・5F
TEL 03-3469-0135
FAX 03-3469-0162
URL http://www.therapylife.jp
E-mail: shop@bab.co.jp

郵便振替
00140-7-116767

印刷・製本
大日本印刷株式会社

ISBN978-4-8142-0038-2 C2077

BOOK & DVD Collection

BOOK　気づきの心理療法

WATCH セラピー

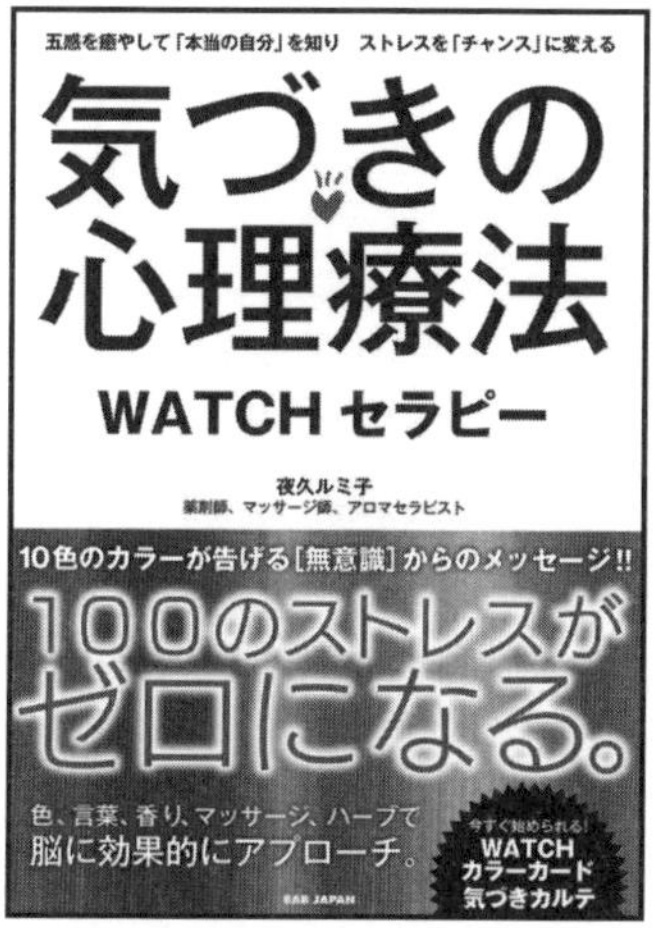

ＷＡＴＣＨセラピーとは……色彩心理学、色彩学、脳科学、解剖生理学、臨床心理学、コミュニケーション学、コーチングなどをもとに開発された、五感（視覚、聴覚、嗅覚、触覚、味覚）にアプローチして気づきを与え、より幸せな未来を見つけるセラピー。ストレスの原因をつくっている脳にアプローチしてケアし、気づきをもたらします。さらに、気づきをチャンスに結びつけ、未来を実現する行動を持続させます。

■夜久ルミ子 著　■ A5 判　■ 158 頁

DVD　筋肉最深部のリンパ節まで開放する！

ディープ・リンパマッサージ

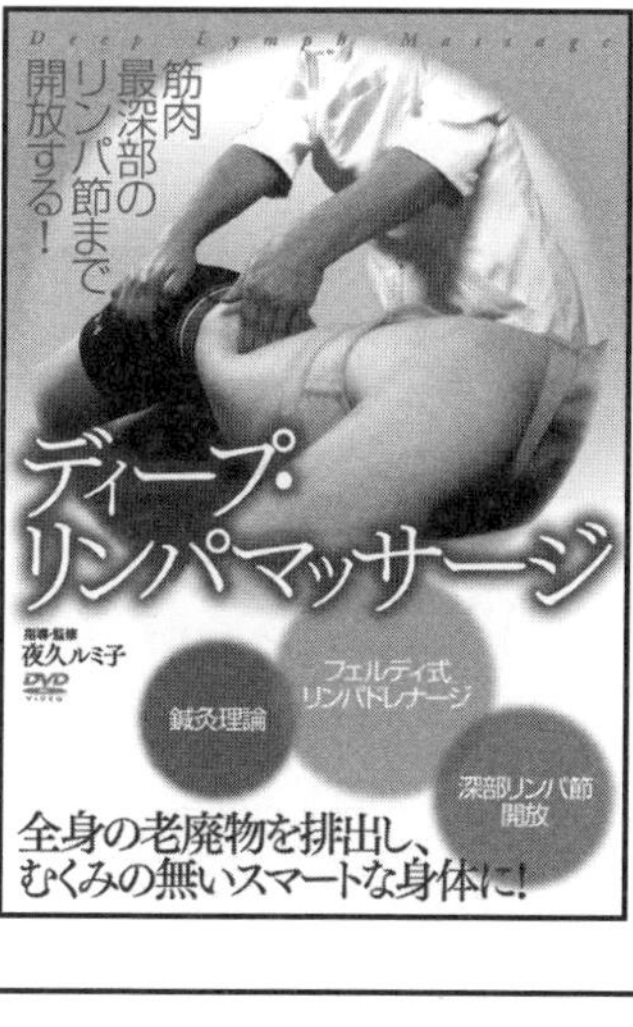

最初に筋肉の中にある深部リンパ節を開放し、鍼灸理論である「侵害刺激」を応用した「フラッシュ手技」（強擦し、肌に赤みを出す）で老廃物を浮かび上がらせ、バンデージ手技で筋肉運動を、温熱療法でリンパ排液を促進させる複合手技により、むくみを解消させ、痩身効果とアンチエイジング効果をもたらす療法、それが「ディープ・リンパマッサージ」です。

■指導・監修：夜久ルミ子
■収録時間 78 分　■本体 5,000 円＋税